香りの心理分析

精油翻譯師

令3000人感動落淚的「香氣＋心理學」療程

藤原綾子

前言

「香氣的心理分析」（Aroma analyze）是綜合精油的芳香作用與心理學，「運用香氛的心理分析法。」

只要曾經使用過精油，就能感受到香氣令人放鬆的作用。那超越了書本上解釋的藥理作用與心理作用，更接近屬於自己的記憶與感情，很不可思議吧？像這樣不可思議的體驗，如果不只停留在感覺，還可以運用語言，有邏輯地說明，那麼應該會更明白精油究竟表達了什麼吧？將這種感覺語言化、加以分析，就是香氣的心理分析；彷彿就像「精油的翻譯師」。

成為精油的翻譯師之後，過去以來對精油知識的所學與理解都互有關聯，當點連成線，線集合成面，我們就可以更具體地掌握精油代表的意義，而且確實感受到精油與當事人之間「相互瞭解」，為之深受感動。

走筆至此，我試著詢問某位向我學習過「香氣的心理分析」的芳療師，「像這樣解釋對嗎？」她閉上眼睛想了一會兒，然後回答：「我想並沒有錯。透過認識香氣的心理分析，就知道自己對精油的認識是否正確，也會讓精油變得更生活化。除了對『香氣的心理分析』更有自信，以諮詢的形式聆聽對方的心聲，就能以類似指導的立場向對方提問。而且根據香氣代表的形象，可以看出當事人內心深處的願望，像是『我想成為這樣的人，我希望這樣過日子！』我認為像這樣一起看見當事人勾勒出的世界，非常美好。雙方一起找到精油代表的意象、希望的未來，一起受到感動。因為我也瞭解屬於你的香氣的世界，所以我相信將來的結果，也相信未來喔！能夠這樣發自內心地傳達這樣的訊息，我覺得很開心也很幸福。」

「香氣的心理分析」療程也包括傳達「相信」的方法。相信精油包含的力量、精油代表的語言，以及當事人的潛力，相信未來將會很樂觀。如果你是一位芳療師，覺得自己與當事人的未來與幸福、喜悅有密切關聯，請試著將本書從頭讀到尾。讀完以後，你一定會對於自己的工作、自身更有信心。

從今天起，請你也一起加入「精油翻譯師」的行列。

我相信你一定會擁有美好的未來。

藤原綾子

目錄 *Contents*

第三章 為自己與客人進行「香氣的心理分析」！

第五章 透過「香氣的心理分析」改變未來！「我自己經歷的故事」

「香氣的心理分析」適合以下芳療師：

1

對知識缺乏自信

雖然透過課程等方式認識精油，也取得證照，但是對於向客人推薦精油與提供芳療知識缺乏信心。

2

尚未建立屬於自己的芳療風格

只會依課堂教導的方式、手冊上的方法施行芳療，還沒找到「自我的風格」。

3

想要知道、加深對精油的認識

不僅是想知道精油的成分與藥理作用，還想瞭解、體會精油傳達的訊息，且想要更具體地認識精油。

4

不瞭解什麼是信賴關係，
不擅長招攬客人

覺得自己無法與客人建立信賴關係，也不知道如何提升集客力。

第一章

什麼是「香氣的心理分析」？

芳療可以改變人生

我認為「芳療可以改變人生」。首先，請容我介紹自己如何開始接觸芳療。

十三年前，我還是一般企業的員工。在那個時期，我一心希望「自己的能力受到肯定」，總是追求超越自己能力的目標。也因為如此，我如願以償獲得上司與同事的認可，也成為部下仰賴的主管。但是這對我而言，其實並不是件好事，我只是一直在逞強而已。不過要等到很久以後，我才察覺到這一點。

為企業服務的時期，我必須向公司提出建議，新增組織需要的新職務，並且直接負責管理。除了指導年輕同事，也要和同事與客戶協調，每天忙於例行業務等工作，過得相當充實。我為了成為後輩的榜樣、贏得同事的信賴，不分晝夜地工作。我經常將工作帶回家，甚至電腦還開著就累到睡著了。當時我認為那就是工作的意義，而且深信投入其中創造了我的「存在價值」。

直到有一天，忽然發生出乎預料的狀況。我在通勤電車中忽然感到頭昏，眼前一片黑暗，只好在慌亂中下車。在眼睛看不見的情況下，我摸索到月台上的長椅坐下，等待從彷彿快要昏倒的不適恢復正常。不知不覺我忽然感到一陣悲傷，不自覺地落淚。在旁觀的人眼中，有個女人在車站月台蜷縮著哭泣，這種樣子一定很難看，而且會被當成是怪人吧。雖然我這麼想，但是眼淚卻怎麼樣也停不住。當我覺得稍微好一點，準備繼續搭電車前往公司，途中又感到不舒服，連續好幾次下車休息。我心想「這實在是太奇怪了」，於是前往醫院。

當時診斷出的病名是「梅尼爾氏症候群」。醫生只交代說：「病因是壓力導致自律神經失調。這種病沒有特效藥。為了避免眩暈與耳鳴發生，請記住儘量要過沒有壓力的生活。」

「壓力……？公司給我這麼有意義的工作，而且我要指揮很多事，怎麼可能沒有任何壓力！」我這樣想，懷疑是不是哪裡弄錯了，又去了好幾家醫院求診，但是結果都一樣。儘管如此，我心想「怎麼會因為壓力而生病，感覺好像很軟弱似的。我應該要更堅強才對」，並沒有真正地接受診斷結果，只相信處方藥，也沒有改變自己的生活方式與看法，只希望按時服藥就會漸漸恢復正常。

我想及早解決這件突如其來的「麻煩」，因為我必須追求一直以來「受到大家認同、信賴」的自我形象。

然而就像醫生所說的，這種病沒有特效藥。我的症狀不但沒有消失，反而逐漸惡化，我早上起不來、沒辦法去上班，到了黃昏就腦袋放空。「反正我一定要早點痊癒」，於是我嘗試過各種各樣的方法，包括指壓、氣功、整脊、靈氣療法、冥想……等，最後接觸到的是芳療。

你可以更自在地「活出自己」

我偶然間看到在百貨公司陳列販售的精油，當時只粗淺地知道「記得精油的香氣對於紓壓也有幫助」，在各種各樣的香氣中，我選擇了佛手柑。在聞到香氣的瞬間，香氣自然而然地在我身體內擴散開來，我陷入一種不可思議的感覺，彷彿「徹底受到包容」，而且我忽然覺醒——到目前為止，我究竟在為什麼而忙呢？」。接下來我想到「咦？說不定梅尼爾氏症正是上天的旨意，要我『稍微放鬆一點』……」而且不只如此，我甚至浮現過去從未想過的念頭「這份工作不適合我，辭職吧！」自己原本一直想快點重新振作、回到工作崗位，這時卻出現了完全相反的「辭職」選項，我從來沒想過會有這樣的可能。而且在產生這個念頭的瞬間，我的心境變得很開朗。

接下來我很快就辭職了。後來我才知道佛手柑帶有「從完美主義中獲得解脫」、「有失才有得」的訊息。我想精油對我傳遞出無言的提醒。

這就是我的人生產生一百八十度轉變的瞬間。面對長眠在內心深處的「真實想法」或是「潛在意識」，這份衝擊的感覺除了令我訝異，也讓我對於產生自覺而開心。那麼，我究竟為什麼隱藏內心真正的想法，裝作沒注意到的樣子活著？毫無疑問，因為是過於在意他人的眼光與評價。也就是說，我持續在扮演著「不是真實自我的角色」。當我察覺到這些、審視過去時，想到以往一直擔任著不屬於自己的角色，忽然覺得自己很可憐。

「做自己就很好。」這樣的想法，是促使我後來從事芳療的原點與體悟。

不是每個人都必須扮演「與真實自我不符的角色」。你有成為你自己的理由，而且除非按照自己的選擇，你無法活出「自己的人生」。只有你自己能引發出自身的魅力，只有你自己才知道「活著的目的」。希望各位不要抹煞這一切，你可以更自由地「活出自己」。

想要透過芳療徹底治好梅尼爾氏症候群並不容易，但是從此以後，我眩暈的症狀改善了許多。不過即使到現在，發作的前兆──耳鳴仍會不時發作。遇到這樣的時刻，我會重新檢視自己「我是否在勉強扮演不適合自己的角色？我是不是失去自我了？」並且配合當時的狀況使用精油自我療癒，然後症狀就不會再惡化。

芳香療法是一種喚醒自我光采的美好途徑。我在本書開頭提到「透過芳療可以改變人生」，但其實這不是改變人生，或許是「回到原來的自己」。從為了別人而勉強自己扮演其他角色的生活，到想進一步回歸「自己的人生」，可以借助植物的力量。

我自己曾透過佛手柑精油獲得這樣的體驗，但是在我所創辦的芳療學校，曾經有學員詢問「我還沒有這樣的體驗。透過芳療，真的會產生這樣的效果嗎？」這個問題代表著「所謂精油會傳達某種訊息，那是真的嗎？」為了讓大家擁有這樣的體驗，於是有「香氣的心理分析」。

精油不只是香氣，還包括來源、植物的歷史與學名的由來、藥理作用、心理作用、相關神話等各種各樣的背景。深刻地解讀這些資料，就能逐一瞭解精油所蘊含的奧妙訊息。我相信透過接受這些訊息，可以讓芳療的效果增進好幾倍。

而且，學習「香氣的心理分析」並不只是「以芳療作為心理分析的方法」，其實是個讓人想起「你就是你自己」究竟是怎麼一回事的過程。

「香氣的心理分析」也就是精油的分析。這種方法與心理學、認知行為治療、行為學等有密切關聯。從下一頁開始，我將詳細說明「什麼是香氣的心理分析」？

精油的檔案 ❶

佛手柑 *Bergamot*

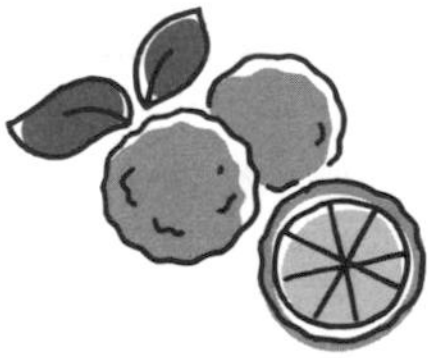

學名：Citrus bergamia

科名：芸香科

萃取部位：果皮

萃取方式：壓榨

注意重點：果實的成長。隨著時間過去獲得成果

訊息：「從完美主義中獲得解脱」、「有失才有得」

瞭解自己「真正想成為什麼樣的人」

「香氣的心理分析」是由我——藤原綾子所提出的「藉由香氣進行的心理分析法」。首先會請客人從大約十二到十五種精油中，選出三種最喜歡的精油。接下來根據選出的精油提出問題，像是「這種香氣會讓你聯想到什麼顏色？」、「感覺像是男性？還是女性？」、「你想見到這種香氣象徵的人嗎？」就像這樣，讓提問漸漸擴展到香氣象徵的人與景象。再接下來，由芳療師分析客人所選出的三種香氣的形象，適切地傳達精油象徵的訊息，就是這麼簡單的方法。在療程結束時，我會送給當事人由這三種精油調配而成的香水。

因為這是一種趨近潛意識的方法，所以在療程中，可以察覺到當事人真正期望的生活方式與願望，看出對方「想成為這樣的人」的心聲。只要手邊有精油，不分場所、對象都可以進行分析，甚至能運用在自己身上。這種方法確立於二〇一二年，至今已有超過三千位體驗者，不只在日本，範圍也擴及海外。

這種方法的確立，與我接觸過的心理學與親身體驗有很大的關聯。

大腦知道我們自身所需要的精油

我生平第一次接觸心理學，是在小學六年級時讀到宮城音彌的《心理學入門》（岩波新書）。透過這本書我得知「由於我們有心，所以會感到煩惱、喜悅，並且為此而努力」，而且受到無法直接看穿的「心」的世界所吸引。從那時起大約十年後，我為了學習心理學，在早稻田大學人類健康學部專攻行為療法。

儘管同樣稱為「臨床心理學」，我學到各種思考方式，其中又以「認知行為療法」的領域最令我感興趣。許多臨床心理學的方法，為了要解決現在的症狀會回顧過去，從過去尋找原因。而如果非常粗略地解釋認知行為療法，那就是「不追究過去，

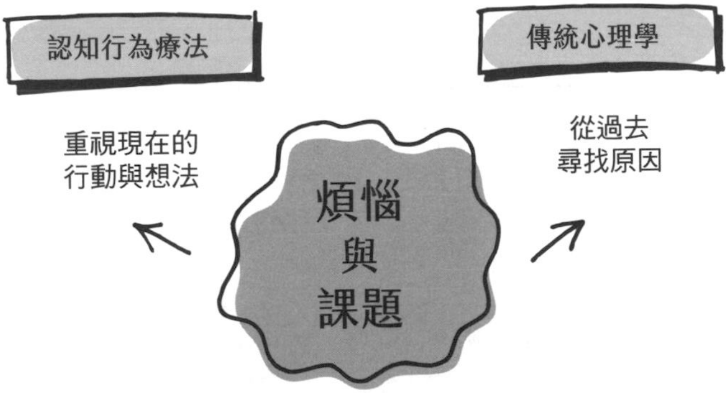

只關注現在的狀況與問題，藉由改變現在的行動，改善心理狀態。進行的手法完全相反」。有些人因為過去隱藏著傷痛，光是回顧都覺得難受，所以不願回想過去，或是即使傷害不至於到很嚴重的地步，但是對當事人而言，這樣的方式或許會比較容易接受。

而且我對人類的「自我效能」（Self-efficacy）很感興趣。所謂「自我效能」，就是有自信「妥善地達成目標」。自我效能越高，對於目標就越有動力，也越會採取行動，積極地努力。而且瞭解自己行動與思考的目標，就能夠加以控制。這種自我效能，據說可以藉由成功的體驗、意象訓練等方式累積，促使人向上，是每個人都擁有的能力。

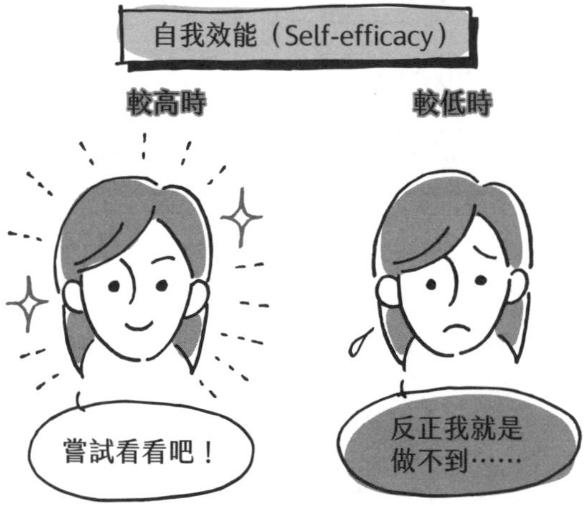
自我效能（Self-efficacy）
較高時
較低時
嘗試看看吧！
反正我就是做不到……

為了學習這類心理學，我在公司上班的時期，還曾在晚間兼任心理諮商工作。不只是透過書本上的學習，也有更多機會與訴說著「我覺得活得好累，未來好像已經沒什麼希望……」的人實際對話。但是我只知道：這並不代表絕望，反而表示著還有希望；卻不知道要如何讓對方知道「相信希望會更好」，並為此感到苦惱。而當時除了不夠成熟，無法好好傳達自己的意思，也因為自己不是醫生，無法為當事人治療或是開藥方。由於這種左右為難的處境與無力感，我辭去心理諮商工作。

後來我自己也罹患梅尼爾氏症候群，正好接觸到芳療。詳細的經過在前面已經提到，正當我深受感動「原來這就是芳療的力量啊……」，同時也想到「可以讓更多人接觸到！」我深深地相信，不論是諮商時認識的求診者，或是未來將遇見的人，都能「藉由香氣的包容力，重拾相信未來的希望」。

基於這樣的想法，我告別上班族生涯開始學習芳療，在二〇〇六年設立「Vert Mer」芳療沙龍。雖然我很肯定地告訴覺得活著很痛苦的客人們「你的未來很光明，要抱持希望」，但是對於最關鍵的精油知識，我卻沒什麼自信。

在設立沙龍時，我取得了「NARD JAPAN 芳療協會」系統學校的認證。也就是說芳療協會認可我具備「作為講師的知識」。但是我自己卻缺乏充分運用這些知識的自信。越是深入思考精油的成分、藥理作用、禁忌注意事項等，越是擔心「雖然當事人沒有意識到，可是如果對方患有婦科疾病，這種精油會不會造成危險呢？」、「如果選錯了怎麼辦，會不會產生什麼副作用？」、「客人說不定比我更瞭解精油」，我只能建議一些不會出錯的選擇。關於希望或光明的未來，在不知道該說什麼的情況下，我連一種精油都不敢推薦。

「如果這樣繼續下去，還可以掛出芳療的名號嗎？」我覺得越來越苦惱，不知不覺受到苦橙葉精油的香氣吸引，嗅著從沙龍的擴香儀散發的氣息。在學習芳療的時期，我原本一直不喜歡苦橙葉精油的氣味，說來真是不可思議。此時當苦橙葉精油的香氣彷彿滲入體內，我感到自己變得很輕鬆。

梅尼爾氏症候群的症狀之一，就是耳鳴。有一天我發現自己又出現耳鳴的症狀。以我自己的情形，耳鳴就是眩暈的前兆，所以我告訴自己「不可以太勉強」。不過，聞過苦橙葉精油的氣味，耳鳴的症狀就消失了。我查了一下資料，原來苦橙葉精油可以改善自律神經失調，上面記載著「對於自律神經失調引起的耳鳴有效」。

這時我發現「人會本能地知道自己需要的香氣，自然而然地做出選擇。這麼說來佛手柑精油的情形似乎也是如此。從架上排列的眾多精油瓶中，我特別喜歡佛手柑的氣味，選出這種精油，也改變了我的人生」。

另外在某個時期，沙龍裡陸續有客人提到「不喜歡快樂鼠尾草精油的氣味」，這些人的共通點是患有子宮肌瘤，而快樂鼠尾草含有類似雌激素的成分香紫蘇醇。另外，為了改善水腫，我會建議使用杜松精油與絲柏精油，如果對方回答「我可以接受杜松精油，但是絲柏精油就沒辦法了」，這類客人幾乎都有子宮內膜增生或子宮肌瘤的煩惱，快樂鼠尾草與絲柏精油都有類荷爾蒙的作用，不能推薦給有子宮肌瘤或是子宮內膜增生的人。透過這樣的經驗，我確信「人會本能地分辨出自己需要或不需要的精油，做出選擇」。

精油的檔案 ❷

苦橙 *Petitgrain*（又名酸橙、塞維亞柑橘）

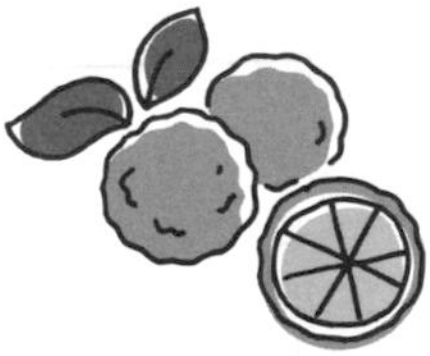

學名：Citrus aurantium

科名：芸香科

萃取部位：葉與枝

萃取方式：水蒸氣蒸餾

注意重點：含有化學成分「鄰胺苯甲酸甲酯」，能夠有效平撫不安與幫助入睡。

訊息：為了繼續努力要好好休息

在下一章我會繼續詳細說明：我們人類是透過大腦邊緣系統的杏仁核辨識「香氣」。因此那裡也是在瞬間分辨快與不快，以及生與死的地方。也就是說，我們的大腦可以在瞬間選擇為了生存而必需的香氣。「大腦會本能地幫我們選擇出香味，所擁有的大量判斷依據遠超過我們所學的知識量。」這麼一想，向客人建議精油其實也沒那麼可怕。

「選擇精油的不是我，而是客人的『本能』，這才是最正確的！」

從此以後，我開始真正地覺得，幫當事人確認選出的精油有無禁忌或注意事項、說明精油的成分有哪些作用、對身心會發揮什麼樣的效果，這些正是我的工作。

精油蘊含的訊息

除了察覺到「客人的大腦，會本能地選出自己所需要的精油」，透過沙龍的工作經驗累積，更讓我確信選出的精油正呼應著當事人的身心狀態。

當時我出於「不只是知識，我還想更瞭解精油，更懂得如何善加運用」的想法，因而從多方面學習精油，並建立我個人的學習法「書寫精油的臨床筆記」，關於這部分在下一章會詳細描述；而在書寫這份筆記時，我發現各種精油本身「蘊含的訊息」。而且客人所選擇的精油，與「這種精油傳達的訊息」似乎也有所關聯。這時我開設的沙龍已經邁入第三年。

我最早選擇的精油「佛手柑」，包含酯類的乙酸芳樟酯與單萜醇類的芳樟醇。這兩種成分可說是讓人放鬆的最佳組合。含有乙酸芳樟酯與芳樟醇的精油，除了有深層的放鬆作用，還有緩解不安的作用。

當時我正為梅尼爾氏症候群的症狀苦惱，而且深感不安。這兩種成分對我而言正是必要的。不過，含有乙酸芳樟酯與芳樟醇的精油還有很多，其中最有代表性的包括「高地薰衣草精油」、「橙花精油」、「苦橙葉精油」、「快樂鼠尾草精油」等。我當時應該也聞了這些精油，不過儘管如此，我還是選了佛手柑精油。

我想，除了緩解不安的作用，佛手柑精油蘊含著「從完美主義中獲得解脫」、「有失才有得」的訊息，正是我所需要的。精油也傳達出「過去你堅持著必須表現完美，成為一個值得信賴的同事、對社會有用的人才——請捨棄這樣的執念」的訊息。這時我更深刻地感受到，人的本能有多麼靈敏。我認為「這是一種能力，無論何時都能幫助我們做出最適當的選擇。如果違背這種本能，就會身體感到不舒服，健康失調。所以毫無疑問地接受自己選擇的事物，才會健康而幸福」。

經過這樣的思考，我開始一併告訴客人與芳療學苑的學員「這種精油具有〇〇〇的藥理作用，有可能會因此造成身體不適。另外，這種精油還象徵著〇〇〇的訊息，或許正透露出〇〇〇的建議」等資訊。不過，這些內容大概只有百分之五十的準確度。因為「那只是偶然間正好選出的精油，沒有理由絕對適合自己。人的喜好說不定明天就變了，不能完全信賴」，大部分人的意見都是這樣。因此我接下來思考的事情，就是請客人說明自己「為什麼會選擇這種香氣」的理由。

首先我準備了一些形容詞，詢問當事人「如果要請你舉例的話，其中有沒有正好適合的形容詞？」這些形容詞中，包括溫柔、柔和、銳利、清爽、沉重、輕盈、華麗、溫馴等。

然後只要請當事人從中選出適當的詞彙，立刻就可以知道他們對於精油抱持著什麼樣的印象，而且解讀出對方會希望變得像選出的形容詞一樣、更接近這樣的狀態。

有一次，我試著這樣詢問選擇「高地薰衣草精油」的客人，她以「溫柔、柔和的印象」表現。因此我繼續說明：「高地薰衣草有放鬆的作用。從妳所說對香氣的印象是溫柔、柔和，或許妳會選擇這種香氣，表示妳現在稍微脫離自己的步調，想要好好休息。高地薰衣草也有『重拾原來的自己』的意思喔。」

於是對方察覺到「原來如此，的確是這樣……我最近太忙了，沒有自己的時間，正覺得很緊繃。我想找回原來的自己！」她高興地這樣回答我。如果只傳達精油的訊息，對方可能半信半疑，但是請當事人選出形容詞，就會有這樣的差別，究竟是什麼原因呢？

我想那是因為人都希望自己的意見受到承認，獲得肯定。

就像我過去為了獲得認可而努力工作，每個人都會希望受到認同。就算不是像我一樣，希望自己的表現超出既有的能力，至少希望對方表示「沒錯」、「我尊重你的意見」，這樣的心理很普遍。但是在日常生活中，除非做了什麼很特別的事，否則不會獲得認可與承認，所以只要現狀受到認同，就會覺得開心。用自己的話，形容自己出於本能選擇的精油香氣印象，接下來透過芳療與精油獲得認同，就能肯定自己「我的選擇果然沒錯」。

我相信「精油會一直給予肯定的支持」。精油的香氣彷彿輕拍著人們的背「這樣就可以了」，悄悄地在背後推動我們。

我甚至在想，芳療所謂的「治療」，是否就是以此為起點呢？

不再探討原因，注重「現在」

我在學生時代曾經讀過認知行為療法，也就是「不從過去探討原因，而是改變現在的行動」來消除煩惱或問題的根源，相信光明的未來。而芳療帶給我光明的未來與希望。仔細一想，我的關鍵字似乎一直都是「光明的未來」。在沙龍剛成立時，我曾這麼想：「如果結合『不從過去探討原因，而是改變現在的行動』的認知行為療法與芳療，應該還有更多事可以做吧」，但是當時我還沒找到方法。

好不容易找到頭緒，就是在前面提到的「請本人親自說出對精油的印象（形容詞）」。藉由請當事人以自己的話形容對精油的印象，我看到客人願意配合而且表現正面的態度，更確信芳療與心理學可以相輔相成。

在思考如何結合心理學與芳療時，我希望儘量避免「只是藉著精油的心理作用說服當事人」這類方法。如果要解釋那是什麼方法，就是像「選擇這種精油的你，屬於某某類型」、「因為焦慮而飲食過量的你，可以藉由這種精油瘦身」之類，把精油跟心理測驗或占卜合在一起。

這麼做可能會因為先入為主的印象或決定，改變當事人的行為，我覺得甚至可能會否定精油原本的作用。或是像「如果你喜歡檸檬香蜂草精油的氣味，它能治癒你『內心的怯懦』」，變成只注重對方內心的弱點，我絕對不希望採用這樣的方式。芳療也好，心理學也好，縱使察覺當事人的弱點或不擅長的地方，我希望不只是作為補救的方法，還能夠藉此傳達「你很好，未來是光明的！」的訊息。

比起其他人所說的話，人們其實更願意相信自己的意見。各位是否有過這樣的經驗，不論是玩占卜測驗或塔羅牌，一直在期待自己想聽的答案出現？其實人們已經知道內心需要的意見或答案，只是無法光憑自己即相信這個結論。因此，「用自己的話敍述對香氣的印象」這個過程變得很重要。

一開始我只請當事人以形容詞描述對香氣的印象，後來更將印象擴及人物與景象，為了協助當事人，我試著詢問「這種香氣給你的印象是什麼顏色？」、「這種香氣偏向男性？還是女性？」、「這個人的職業是什麼？」、「你想見到這個人嗎？」等各種問題。藉著這些問題，根據香氣的印象衍生的人物與景色，更容易瞭解當事人潛意識的願望、真正的想法，並且將這段「以自己的話形容對香氣的印象」的過程，跟認知行為療法的本質結合。

以下就為大家介紹，認知行為療法的療程如何進行。

某位女性告訴我：「我缺乏自我肯定，很容易就想跟人比較，又覺得自己樣樣不如人。就算聽到別人誇獎，也總會往壞處想，像是『對方其實一定希望我做得更好』。因為這樣，不管我做什麼，總是無法發自內心感到快樂……我究竟該怎麼辦呢？」

大部分的臨床心理學，會去探討當事人缺乏自我肯定的原因，但是認知行為療法卻不這麼做。與其相比，更聚焦在「感受不到快樂」這件事上。也就是說，認知行為療法建構在「如何才能感到快樂」之上。認知行為療法的方法很多樣化，首先會請當事人舉例「最近感受不到快樂的事」，請對方逐一回想當時的情況與自己的感情、行動，這時再請對方想想「怎樣才能感到快樂？」。無論如何，就是要找到方法，除去當時覺得不太對勁的因素，而且還要請當事人回想「愉快的事」，有時也會建議回想當時的感情與行動。接下來為了喚起愉快的記憶，可以想想一些微小的步驟。目的是透過實現這些步驟，可以從「感受不到快樂」的心情改變觀點，開始覺得「說不定會很開心」。這就是認知行為療法的基本思考方式。

正如「我們無法改變過去與他人」，即使在年少時與父母不和，影響到自己的想法與行為，但於現在也無法改變過去發生的事。所以我們要將視線停留在「現在」。藉由改變「現在」的想法與行為，讓未來變得不一樣。所以在療程中，不從過去探究原因。

我們再試著將「微小的步驟」置換成「香氣」。「香氣」與「記憶」有著密切的關聯，藉由讓當事人在日常生活嗅聞自己選擇的香氣，讓大腦回想起療程的正向思考，讓香氣成為改變思考與行為的開關。

於是我更進一步將客人選擇的精油混合，調製成香水。

符合認知行為治療的芳療誕生了

先請客人選出精油，再請對方透過語言擴大對香氣的印象，並且根據精油的成分與代表的訊息，自然而然地告知當事人「或許你真正的願望是這樣？」最後再製成香水交給本人。整個療程發展到這樣的階段，經歷了六年的時間。

我心裡並不覺得這是「特別的方法」，在二〇一二年以前，也還沒有「香氣的心理分析」這樣的名稱，只當成一件普通的事，作為芳療過程的要素，並且在每月舉辦一次的「精油香水製作研討會」中進行。但是即使舉辦了「精油香水製作研討會」，通常參加者還不滿四人。

有一次預定舉辦的「精油香水製作研討會」沒有人報名參加，正好我的兩位朋友有事來訪，我請她們體驗精油香水的製作。這兩位朋友雖然對芳療感興趣，但是並不喜歡香水，所以我猜她們大概是因為「不好意思拒絕」才參加。

這兩位朋友幾乎完全不懂精油的相關知識，我請她們選擇精油。接下來詢問根據香氣聯想到的形象、性別、年齡、職業等問題，她們聽了雖然有點困惑，但也覺得很有趣。再接下來我告訴她們精油代表的訊息、自己勾勒出精油象徵的人物形象，其實是內心想要成為的角色，她們聽了很開心，覺得「這真是太有趣了」！

這兩位朋友還提出建議：「選擇精油香氣的過程真是太厲害了，可以看出像潛意識、自己內心真正的想法、未來希望發展的方向，很高興能夠瞭解這些。妳最好為這個療程認真地取個名字喲。」

因為我自己並不覺得有什麼特別，聽到這個提議反而很訝異。那是這兩位不懂芳療與精油的朋友真誠的感想。因為這是採用「芳療」的「分析」，我採用了分析（analyze）在法文的讀音 analyse，後來在二〇一三年，這種療法正式取名為「香氣的心理分析」。

自從名稱從「精油香水製作研討會」改為「香氣的心理分析」，活動每個月很快就報名額滿，甚至全國各地都出現「香氣的心理分析」療程。目前為止，前來學習的民眾已經超過三千位。不只是重新命名，明確地提出這是「運用香氣的心理分析法」也有幫助。而且還有許多芳療師表示「我想學習最正規的『香氣的心理分析』！」，為了培育提供「香氣的心理分析」的芳療師，我們展開了「芳療師養成講座」，那是二〇一五年的事。接下來在二〇一八年三月，全國成立了五所芳療師養成講座認證學校（未來預計還會再增加兩所），全日本獲得認證的芳療師已有二十二名，老實說我並沒有想到會推廣到這種程度，所以連我自己都很驚訝。

不過，關於「香氣的心理分析」療程，即使沒有參加養成講座，只要閱讀本書就能實踐。因為我們並沒有設立嚴格的資格制度，所以請好好詳讀這本書，試著為自己、周遭的人、客人提供療程。

在這裡，我要大致解釋「香氣的心理分析」的風格。

所謂「香氣的心理分析」，就是請客人選出精油，用自己的話說出對香氣的印象。再由芳療師分析這些話，傳達精油代表的訊息。由於目的是讓當事人能夠「相信自己的可能性與美好的未來」，所以精油本身並沒有「一定是這樣」的正確答案。

無論對「高地薰衣草」的印象是「優雅而沉著」，或是「明亮而快活」都很好。對於當事人（而非芳療師）而言「答案具有什麼樣的意義」非常重要，所以如何解讀其中的意義是關鍵所在。

芳療師在提供「香氣的心理分析」時最應該做的，不是提供這種精油代表的正確答案，而是「接受、承認」當事人所描繪的未來與現狀，而且精油經常對當事人傳達

「包容」的訊息。

又「香氣的心理分析」最大的特徵在於「不向當事人開示如何解決煩惱也沒關係」。這是因為採用了認知行為療法的方法，不追究過去的原因，而是藉由改變現在的行動解決問題。

許多心理治療的療程，都是從一開始先將煩惱告知芳療師，接著進入解決課題的階段；不過在「香氣的心理分析」，無論煩惱是什麼都沒有關係，甚至在某些情況下，對問題缺乏自覺也沒有關係。

我認為越是長期無法解決、屬於本質上的煩惱，越是會隱藏在內心深處。如果光是注意到表面的煩憂，沒有真正解決根本的煩惱與課題，我想這樣問題會更嚴重。大腦當然知道本質上的煩惱與課題是什麼，所以直接詢問大腦就沒錯。

那麼，什麼才是詢問大腦的方法呢？

正如前面已經多次提到，開啟大腦門扉的是「香氣」。

正因為大腦會直覺地感到「喜歡」與「不喜歡」，所以能發現根本的煩惱與課題，也會選擇吸引自己的香氣，訴說隱藏在內心深處的慾望或希望。藉由描述對香氣的印象，可以瞭解自己的真實想法，並且藉著使用香氣，以及「改變行動」，讓香氣發揮作用，漸漸地解決煩惱與問題，看到自己所勾勒的美好未來，這就是「香氣的心理分析」。

在教導實踐的方法之前，在下一章將解說為了進行「香氣的心理分析」，應該瞭解的基本精油知識，以及前所未見的精油學習法。

療程實例

「香氣的心理分析」體驗談

以下是「香氣的心理分析」芳療實例，介紹兩位客人的親身體驗。

Session 1

第一位體驗者　K．H（約30幾歲）
住在東京都　正在學習芳療

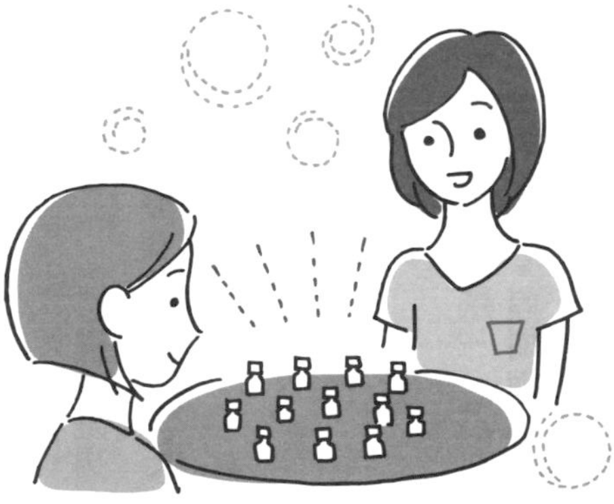

❶選出三種精油

芳療師會先準備十二種精油。在這一天，芳療師準備了佛手柑、胡椒薄荷（歐薄

進行心理分析。通常對於第三順位的精油不加以分析，只告知成分與精油傳達的訊息。

K．H說「不自覺就能夠流暢地說出對精油的印象，連自己都嚇了一跳」。正因為如此，這些敘述更像是發自內心深處的聲音。以下就是芳療師的分析：

關於第一瓶「馬鬱蘭」：

芳療師　馬鬱蘭是唇形科的植物，開著小朵的花。對於自律神經協調有幫助、能讓身體變得溫暖、改善生理不順等症狀。

K．H形容馬鬱蘭精油是淺綠色的，像是棲息在自然中的精靈。跟樹與風很要好，像候鳥一樣在大自然裡優遊、讓周遭的生物感到幸福。如果遇到這個精靈，「將重拾原來的自己。」

馬鬱蘭的學名源自希臘文的「山之喜」。它是開在高山上的花，並且受到太陽的眷顧。那麼，究竟什麼是太陽呢？太陽就是光。馬鬱蘭精油的訊息包括「在光線照耀下注視」、「讓自己成為注目的焦點。」說不定當事人現在處於以他人或其他事物為優先的狀態，而把自己放在其次，並且或許心裡有回歸自然、找回自我的念頭。

關於第二瓶「玫瑰」：

芳療師　正如大家都知道的，玫瑰是薔薇科的植物，精油則是從玫瑰花萃取。玫瑰精油有抗菌、抗憂鬱、平衡女性荷爾蒙等作用。

K．H覺得玫瑰精油的印象是綠色的，感覺像是四十到五十幾歲的女性，雖然休閒但仍屬於女性化的形象，她與家人在豐饒的鄉間生活，正在休養生息。如果遇到她可以學習如何生活，她會告訴你「這樣沒問題」。

玫瑰花在希臘神話中，是和主司愛與美的女神「阿芙蘿黛蒂」誕生時，一起來到世上的花，因此經常有人稱之為「愛」的精油。玫瑰精油也有「以自己為重心」、「關注自己」的訊息，跟馬鬱蘭「讓自己成為注目的焦點」的訊息很類似。另外，兩者也都包含「自然」這個關鍵字。

關於第三瓶「廣藿香」：

芳療師　如果當事人選擇廣藿香這類與根或土壤關係密切的精油，則傳達出「靈魂與肉體一致」的訊息。這表示靈魂原本追求的目的，與現在肉體正進行的事有所分歧。精油告訴我們，或許現在正是個時機，讓肉體去實現靈魂真正想做的事。

第一瓶、第二瓶精油象徵的關鍵字都是「自己」與「自然」。如果試著加入第三種精油代表的訊息，或許表示當事人渴望回歸「自然」，找到自己的棲身之處。

❹製作精油香水

混合K．H選的馬鬱蘭、玫瑰、廣藿香精油，製作成香水。藉著在日常生活使用香水，經常提醒自己精油傳達的訊息。

客人的感想與後續狀況

「我目前正在思考，如果辭職以後要如何生活？其實我已經想到答案了，接下來只剩下實行！」

Session 2

第二位體驗者　A・H（約40幾歲）
住在山梨縣　家庭主婦

❶選出三種精油

這天芳療師也準備了十二瓶精油，這些精油包括佛手柑、薄荷、薰衣草、天竺葵、月桂、依蘭依蘭、尤加利、廣藿香、苦橙葉、乳香、白檀、穗甘松。芳療師請A・H聞了每一種精油後，選出三種最喜歡的精油。A・H依序選出了1.月桂 2.依蘭依蘭 3.穗甘松。

❷延伸對精油的印象

芳療師請A・H說出對月桂與依蘭依蘭的印象，用自己的話表現。

「這種香氣會讓妳聯想到什麼顏色？」、「感覺像是男性？還是女性？」、「妳覺得那會是個什麼樣的人？」、「這個人從事什麼樣的工作？」、「除了這個人以外，妳還看見了什麼？」、「周遭的人對這個人評價如何？」、「妳想見到這個人嗎？」等問題。

第一瓶 「月桂」精油象徵的形象

A・H 藍色。是男性。像僧侶一樣的人物，年紀約四十幾歲。生活在印度，長期投入身心的修行。

他長期進行神祕的探索，在過程中，他領悟到「沒有任何問題，一切都很好」，接下來準備繼續修行。我覺得他很酷，儘管自己所做的事跟其他人不一樣，他卻毫不在意。想不想見到他？嗯……我會想擁抱他。坦誠地展現出

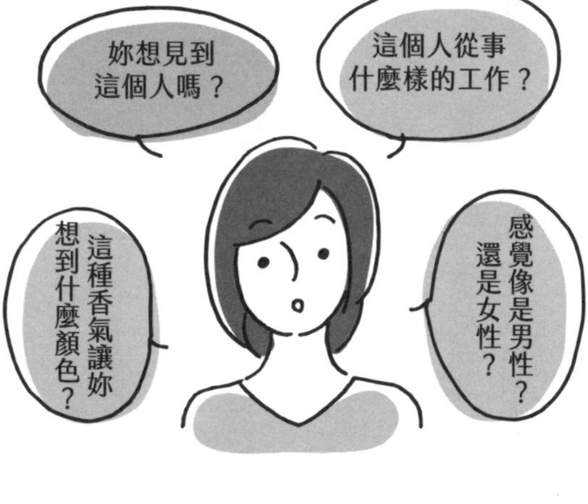

自己的缺點，「儘管如此他仍會說沒關係」，真是太棒了。

第二瓶 「依蘭依蘭」精油象徵的形象

A・H是紫色，大約五十幾歲的女性。她是位單親媽媽，有三個大約二十幾歲的孩子。她居住在亞洲，是位與眾不同的母親。即使已經為人母，她仍追求著自己喜愛的神祕事物，她的孩子也認同這樣的母親，非常喜歡她。

這位母親認為「如果什麼事都替孩子完成，只會讓孩子變得無能，最好別把小孩寵壞」，但實際上內心覺得「還想再多疼孩子一點」。

如果遇到這位女性，我當然想抱抱她（笑），並且跟她說「我們一起努力吧」！

❸芳療師的建議（心理分析）

依照選擇的順序，芳療師會針對選出的前兩種精油提出問題，進行心理分析。

A・H表示：「我完全沒有預料到自己會說出這些話。僧侶象徵著什麼意思呢？我覺得前兩種精油代表的形象其實很像。」

關於第一瓶「月桂」：

芳療師 從月桂樹的葉子萃取的精油，有助於穩定自律神經，感冒或頭痛時也適合使用，可說是萬用的精油。不過也有人會對月桂精油產生過敏的症狀，所以使用時必須要小心。

A・H對於月桂精油的印象，覺得是藍色的，而且是位僧侶，生存方式很酷，並且他領悟到「沒有任何問題，一切都很好」，如果見到他的話，想要試著抱抱他。

月桂精油代表的訊息是「身分的確立」。A・H從這位男性的形象，感受到什麼樣的身分呢？

關於第二瓶「依蘭依蘭」：

芳療師 依蘭依蘭是熱帶的常綠灌木。學名有「花中之花」的含意，除了可以讓心情沉著放鬆，也能提振精神、帶來喜悅的感覺，可說是提高女性能量的一種精油。

A・H形容依蘭依蘭像是紫色的，年約五十幾歲的女性，是位有三個小孩的單親媽媽。而接下來出現了跟月桂相同的關鍵字「做自己喜歡的事，與眾不同」。由於依蘭依蘭是綻放在南國的花，所以可以解讀為「逃避現實」、「改變現實」的訊息。雖然內心想更疼愛孩子，卻不這麼做，為什麼會覺得不可以呢？

說不定可以重新檢視「母親應該如何」的責任，或許試著順從內心的願望會比較好。

關於第三瓶「穗甘松」：

芳療師　甘松是種生長在北印度與西藏的山脈斜面等地的植物。古代文明時期就已經有人運用，是種具有歷史的香氣，它同時也運用於宗教與醫療方面。在《聖經》裡也曾經登場，在最後的晚餐之前，瑪利亞曾以穗甘松油擦拭耶穌的腳等，是種相當神祕的精油。這種精油傳達的訊息是「放下」，意謂著已經開始放手。

從第一瓶、第二瓶精油，可看出「做自己喜歡的事」的心願。說不定在A・H心裡，已經想到自己的新身分，在現實中已經重新開始。因為到了第三瓶出現「放下」，所以請試著繼續前進！

❹製作精油香水

混合了A．H所選擇的月桂、依蘭依蘭、穗甘松精油，製作成香水。A．H替這種香水取名為「神祕的香氣／放下」。

客人的感想與後續狀況

「多虧有這段療程，今後我會試著去做自己喜歡的事，過去我覺得這些事一般人可能會覺得怪異。不過，無論是月桂、依蘭依蘭、穗甘松精油，彷彿都在背後推我一把：『這麼做沒問題喲。』或許反而是我自己最在意『我是不是個奇怪的人』，而且我可能過於侷限在自己『扮演的角色』……我發現卸下自己扮演的角色之後，不知道真正的自己是什麼樣子。希望以後將會漸漸地找到自我。我已經獲得勇氣了！
香氣是不會說謊的。我覺得彷彿像是透過自己，說出了原本希望別人告訴我的話。」

〈第一章總整理〉

什麼是「香氣的心理分析」？

Point 1

精油是透過「本能」選出來的

不是由芳療師選精油。當事人的大腦知道自己需要的香氣。我們要相信人本身具有自癒力。

Point 2

請客人形容對精油的印象

請當事人說出對精油的香氣印象。這與個人的目前狀態及潛意識有關。由於是自己說出的話，所以本人也會認可，並且相信內容。

Point 3

符合認知行為療法的芳療

不需要從過去探討原因，也不必為當事人提供解決之道。注重「現在」，透過香氣調整自己的言行舉止，藉此改變未來。

第二章

前所未有的精油學習法「建立精油的檔案」

為了成為「精油的翻譯師」

在學習芳療時，最早學到的知識當然是「精油」。除了成分、藥理作用、產地、萃取部位、萃取方法這些基礎知識以外，還包括禁忌事項、注意事項等使用方法，以及精油的化學成分，也就是這些作用從何而來。透過裝在小小玻璃瓶中的精油，可以學到的知識多得驚人。

我自己也有經營芳療學苑，有很多學生說「知道得越多，對於精油的使用就越感到戰戰兢兢，缺乏自信」，我以前也是這樣。因為缺乏自信，所以不覺得自己有足夠的知識，也不知道該如何運用，而且還認為「我應該要學習更多關於精油的知識」！

我們真的需要學習更多關於精油的知識嗎？

在這一章，我將介紹「香氣的心理分析」所需要的精油知識、為了成為精油翻譯師的新學習法。只要往下讀，我想大家就會明白，其實不是我們對於精油的知識不足，而是不曉得如何運用關於精油的知識。

植物與香氣的歷史

只要是學過芳療的人，一定都讀過香氣的歷史。

早在精油出現在這個世界上之前，人們就與植物共同生存。藉由瞭解這段歷史，我們將更具體地看出精油與人類的關係。

譬如「埃及豔后」克麗奧佩托拉與玫瑰。克麗奧佩托拉不只利用玫瑰，還使用了各種各樣的植物，據說她在身上日夜選用不同的香氣，其中她最喜歡的香氣是玫瑰。

精油的檔案 ❸

奧圖玫瑰 *Rose*

學名：Rosa damascena

科名：薔薇科

萃取部位：花

萃取方式：水蒸氣蒸餾

注意重點：希臘神話中，掌管愛與美與性的女神「阿芙蘿黛蒂」

訊息：「愛」、「以自己為重心」

傳說她在招待羅馬帝國的政治家暨軍事家馬克・安東尼時，房間裡鋪滿了厚達三十公分高的玫瑰花瓣，充滿玫瑰花的香氣（另有一種說法，是她將玫瑰花的氣味薰香在自己身上，帶著渾身玫瑰香氣去找馬克・安東尼）。

當時的玫瑰花跟現在的觀賞用玫瑰花不同，這種古典玫瑰的花瓣帶有馥郁的香氣，而且這種玫瑰花具有催情作用，即使到現在也頗富盛名。

克麗奧佩托拉有「絕世美女」之稱，在她主動與羅馬帝國當權者結盟、重振埃及的計劃中，除了美貌之外，玫瑰香氣或許也是不可或缺的要素之一吧。

有些人在學習芳療之前，可能已經知道關於耶穌基督誕生時，「沒藥」與「乳香」的傳說。

在耶穌誕生時，有三位智者發現夜空中某顆星星閃耀著不尋常的光芒，猜想「一定是發生了什麼喜事」，於是他們各自帶著禮物，前往祝賀耶穌的誕生，獻上了黃金、乳香、沒藥。當然，那時候還沒有萃取精油的技術，乳香與沒藥都還停留在樹脂的階段，但是不論哪一種都跟黃金一樣稀有而昂貴。

人們相信沒藥有救贖的效果，過去曾作為木乃伊的防腐劑。或許是因為肉體雖然腐朽，但是靈魂可以獲得拯救，所以用來製作木乃伊。過去人們認為做成木乃伊對於亡者的肉體有所幫助。

而乳香在過去象徵著神的香氣、神的食物。人們相信燃燒乳香可以讓神喜悅、賜予恩惠。

從這三件禮物可看出，基督的誕生是特別的喜悅，無上的恩典。另外還有一種說法，認為「黃金」很可能是當時還很貴重的「柳橙」。如果真的是柳橙，應該有預防感冒與提高免疫力的作用，為了嬰兒的健康而獻上柳橙，其實也沒有什麼不合理之處。

精油的檔案 ❹

沒藥

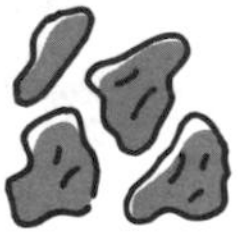

學名：Myrrh

科名：橄欖科

萃取部位：樹脂

萃取方法：水蒸氣蒸餾

注意重點：古埃及用來引導死者進入冥途

訊息：迷惘者的路標

乳香

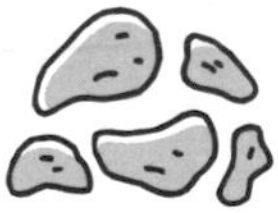

學名：Frankincense

科名：橄欖科

萃取部位：樹脂

萃取方法：水蒸氣蒸餾

注意重點：在宗教儀式等場合，運用傳統的使用法

訊息：以俯瞰的角度觀照自身

最後還要提到，我很喜歡的「廣藿香」精油。

提到廣藿香，很多人都覺得氣味帶有泥土味，所以沒那麼喜歡。我在剛開始學習芳療時，曾經懷疑「為什麼會有人製做出這種氣味的精油？」（笑），不過，這是我現在最喜歡的香氣。

由於廣藿香有防蟲效果，所以從絲的原產地印度到歐洲的「絲路」途中，為了不讓絲被蟲啃食，據說會先將絲浸在廣藿香裡再運送。當時帶有廣藿香氣味的絲就是證據。歐洲人從廣藿香獨特的氣味，或許遙想著從未見過的東方國度，馳騁想像。

這麼一想，香氣的旅行令人感到格外浪漫。我不知道從印度出發，走絲路一直到抵

精油的檔案 ❺

廣藿香 *Patchouli*

學名：Pogostemon patchouli

科名：唇形科

萃取部位：枝、葉

萃取方法：水蒸氣蒸餾

注意重點：在五行中象徵「土」。土接受雨水、日照等，象徵包容性，以及構成意識的「意」的統合

訊息：「靈魂與肉體的合一」

達歐洲要花多少時間，不過不只是這段運送期間，一直到加工成織品，可以想像廣藿香的氣味有多大的力量。

順帶一提，三十年前我的父親從英國帶回一條絲巾當作伴手禮，也散發著廣藿香的氣味。當時應該不需要浸過廣藿香再經過絲路運送，不過廣藿香的氣味或許正是高級絲織品的證明。

正如上述的例子，「香氣」也有歷史。藉由瞭解歷史，就知道那是什麼樣的植物與香氣。

而且本書想傳達的不僅是這些，還希望大家更明白「植物」這種生物的歷史。

植物這種「生物」的進化

植物擁有的「香氣」與「作用」，對我們有極大的魅力，會有這些特色的原因，要追溯到植物的生態。

植物基本上需要土壤、水分與陽光，但是不一定要一直穩定供給。植物無法像動物一樣，選擇自己生存的場所，只能在既定的地方求生存。因此保護自己的生命、留下後代、讓種子保存到未來就是植物的課題，為了達成這些目的，必須要具備種種條件。

植物求生存的特色之一是具有芳香成分，那是為了藉由香氣保護自己，吸引其他生物協助授粉，或是修復受傷的部位、在缺乏水或陽光的環境生存下去……芳香成分，也就是我們透過精油使用的成分，正是植物生命力的根源。這樣各位是否明白我們受到香氣吸引的原因？

人類懂得利用芳香植物與芳香成分的歷史，可見於四大古文明，即追溯到古埃及文明、美索不達米亞文明、古印度文明、黃河文明。雖然文獻上沒有記載，但是也有可能在更古老的年代就開始運用。

不過，我在這裡想要傳達的不是「植物在歷史上曾經如何運用？」，而是「植物經歷了什麼樣的歷史，直到今日」？

最原始的植物是單性生殖的苔蘚、蕨類等。

在「留下後代」的生物重要課題，單性生殖是最簡單的方法。不過，由於只是增加複製的子代個體，生長出跟原來一樣的植株，會有完全相同的弱點，所以如果無法抵抗某種病毒，該物種就會全部滅亡。

究竟該以繁殖的速度，還是物種的脆弱性優先？為了解決這個問題因此誕生了「有雌雄之分，進行有性生殖的植物」。

苔蘚、蕨類植物

- 單性生殖
- 產生同樣的後代
- 具有相同的弱點

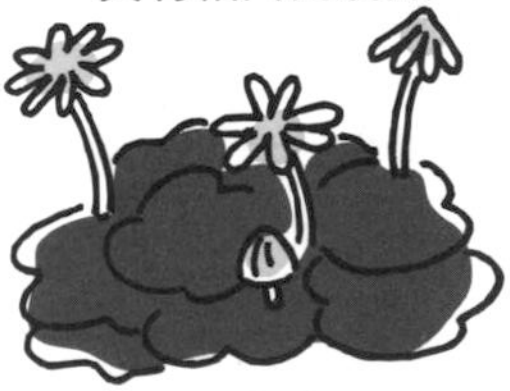

苔蘚

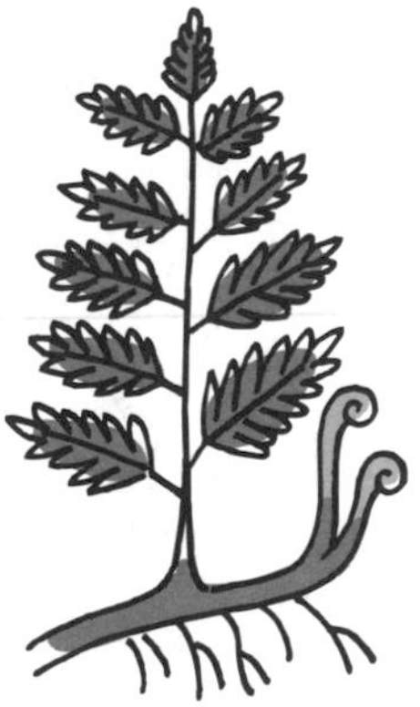

蕨類植物

藉由交配，生產的後代不僅與親代能力相當，而且具有多樣性，比較容易生出適合環境生存的子孫。

我想各位應該都聽過「顯性遺傳」，由於「基因越適合環境生存，越容易留下後代」，所以為了求生存，讓基因以各種各樣的方式組合，是最好的方法。

首先我們來看「裸子植物」。

它是雌株與雄株分開的植物，開的是風媒花，藉由風吹讓花粉飛散，達到授粉的目的。這種方式正如字面上的意思「憑藉風吹」，所以究竟什麼時候能授粉、留下後代，有著不可靠的風險。不過有機會接觸到不同雄株的花粉、產生不同物種的後代，提高對環境的適應力。

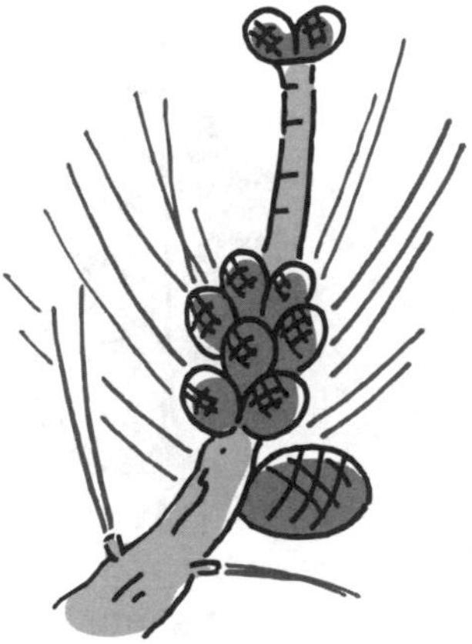

裸子植物

- 雌株與雄株分開
- 風媒花
- 有可能終生都不曾授粉

不過，由於憑藉風吹，也會有雌株終生沒有機會授粉。

於是到「被子植物」就解決了這個問題。這種植物不是憑藉風，而是以昆蟲、鳥等其他生物為媒介授粉。為了吸引昆蟲或鳥類前來，所以會綻放美麗的花朵、散發香氣。藉此讓受到吸引的生物代為運送花粉，讓雌株授粉。

後來以最有效率的形態誕生的是「同時具有雄蕊與雌蕊的兩性花」。這是目前最理想，換句話說，也是「效率最佳」的植物生存方式。

就以我們所熟知的牽牛花為例來看，牽牛花的雌蕊與雄蕊很容易分辨，所以大家可能曾經為了自然科學的作業，記錄牽牛花的觀察

絲瓜（單性花）

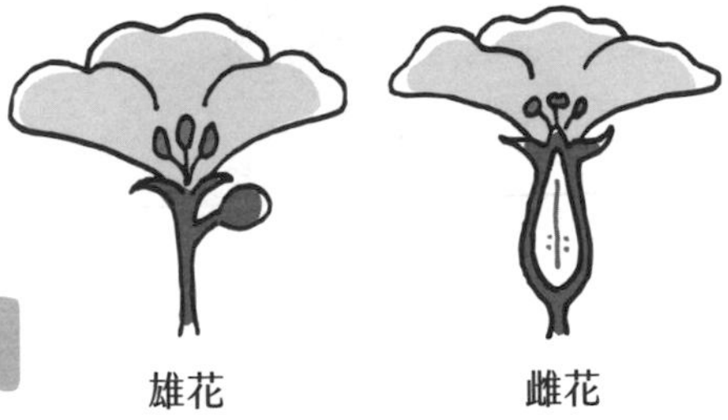

被子植物

- 藉由昆蟲、鳥類等媒介授粉
- 綻放美麗的花朵或是帶有香氣
- 單性花在被子植物中占的比例較少

日記。在正中央伸出一根雌蕊，在雌蕊周圍環繞著五根雄蕊。趁著開花的時候讓雄蕊接觸雌蕊，進行授粉。如果在開花時已經授粉，花謝後會結出黑色的種子。

由於本身具備兩性花，所以不需要媒介，很有效率。

而且植物的媒介不只是昆蟲或鳥，還要加上「人類」。

小時候一看到蒲公英的絨毛，你會不會忍不住想摘下來吹開？那是蒲公英為了前往更遠的地方而推出的「戰略」。除此之外，像是用白花苜蓿製作的花圈，在我們玩耍時不知不覺就遺忘在某處了，這說不定也是植物為了遠行而提出的策略。人們會贈送花束、用花朵裝飾，有時候甚至會拿來食用，這些都符合植物隱藏的心機。

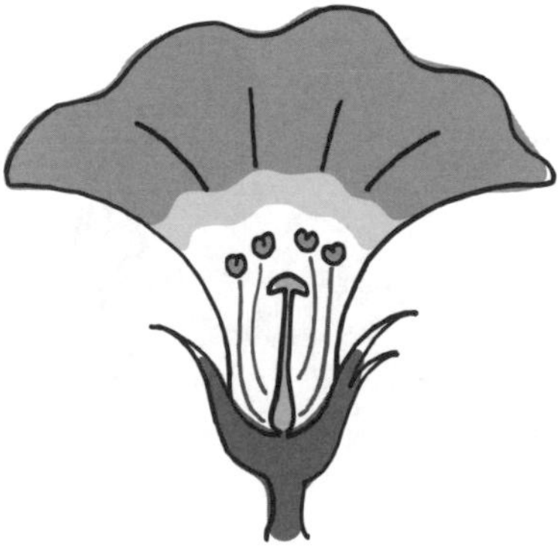

牽牛花（兩性花）

同時具備雄蕊與雌蕊的花

- 同時兼有兩性
- 最有效率

順帶一提，受到許多女性喜愛的「橙花」、「茉莉」這類白花，據說在昆蟲眼中是透明的，只有人類才看得到。所以，也可以說是白花選擇了人類作為媒介。不過由於昆蟲能感覺到香氣，所以這些花會吸引特定的昆蟲，一直以來這類植物也藉由昆蟲授粉，擴大棲息地。

藉由人類散布的植物，得以在過去不曾生存的地域生長，也促進品種更多樣化。而今稱為「外來種」的植物在國內到處生長，也幾乎都是透過人類攜帶入境。

另一方面，人類又步上了什麼樣的歷史呢？

人類在很久遠的年代，會為了尋求作為糧食的植物而移動。當時植物對我們而言是食物，也是維護生命的糧食。在五萬年前的尼安德塔人墓穴中，有八種花粉的化石出土。

說到五萬年前，很多人可能還是沒什麼概念。據說大約四十五億年前，地球誕生在宇宙間。過了十億年後，也就是三十五億年前，出現了行光合作用的生物。儘管如此，當時會行光合作用的生物並不像是現在的植物，而是「細菌」。

不過細菌的誕生使地球的樣貌迅速改變，藉由光合作用，地球上開始有氧氣。從此以後，各種各樣的生命誕生了。

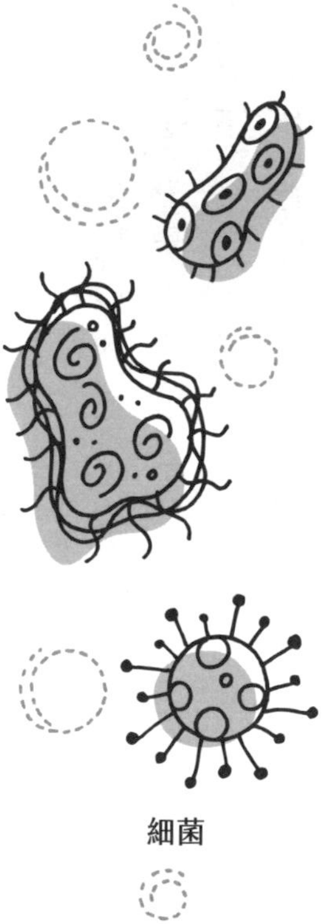

細菌

後來又過了幾億年，歷經冰河時期與暖化之後，大約在六五〇〇萬年前猿猴的祖先「靈長類」誕生。此後經歷漫長的歲月，大約在七〇〇萬年前，能夠直立以雙腿步行的猿人誕生了。時間再往前推進，三七〇萬年前，有「最早的人類」之稱的南方古猿出現。此後過了約三〇〇萬年，也就是四〇萬年前，猛瑪象誕生了。人類的出現早於猛瑪象。

大約在二十三萬年前，尼安德塔人終於出現。墓穴裡發現的花粉化石，年代大約在尼安德塔人出現後二十萬年左右。也就是說，尼安德塔人可能已發展出某種程度的文化與習慣。

從尼安德塔人墓穴找到的花粉化石，都在墓地的同一位置發現，這是否表示他們曾在墓地獻花？

早在這個時代開始，人類就喜愛花，並且懂得以花哀悼死者。

從這個現象可以看出來，人類在很久以前就不只是把植物當成糧食，還用來撫慰心靈、弔唁死者、淨化靈魂。所以不難想像也會用在宗教儀式、醫療用途。

而且除了植物的顏色與外觀，香氣也有意義。香氣會帶來某種「權威」，據說那是因為香氣會向上飄送。人們將香氣視為「神明的食物」、「獻給神祇的貢品」，在東、西方的宗教儀式裡都扮演著重要角色。

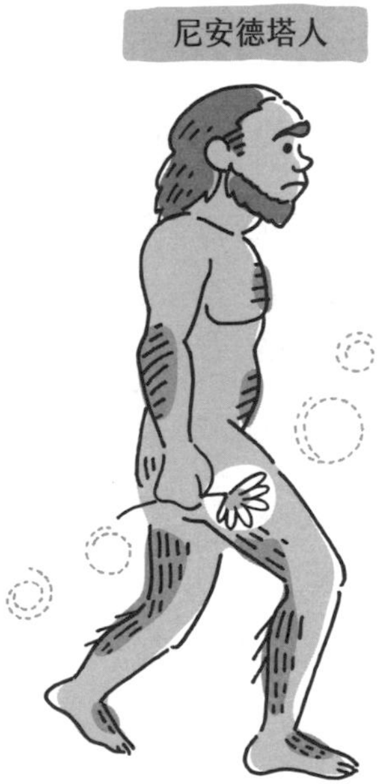

如此這般，香氣是神聖的。而另一方面，香氣也可以蠱惑人心。

乳香自古以來就作為「薰香」使用，由於供神殿使用，據說如果濫用於其他用途，將判相當於死刑的重罪。為了香氣與植物，人類在歷史上曾引發國際間的權力鬥爭，也曾迫害懂得運用植物掌握人心的女性，並稱她們為「女巫」。

但是自古以來，女巫就知道植物可以治療人類無力改善的病症、療癒心靈。我們為了讓自己過得更好，也利用植物、受到香氣的幫助。

反過來說，植物為了讓自己更長久地留下後代，其實也一直在利用人類。這也造就了我們與植物、香氣共存的歷史。

藉由瞭解這些歷史，除了植物的美與惹人憐愛，更令人感受到強韌的生命力與綿密的戰略。接下來對精油將有更深刻的認識。

「精油的化學」與「精油的科學」

許多芳療師最不擅長的，應該是「精油的化學」吧？

不過只要真正瞭解之後，「精油的化學」將成為芳療中最普遍、應用範圍相當廣的領域。希望各位能拋開排斥的心情閱讀這個段落，其中的內容也是為了進行芳療，最好先知道的簡易基礎知識。

為了瞭解精油，將成分解析為化學物質，會具有什麼樣的特性？進入人體之後將產生什麼樣的作用？這就是所謂「精油的化學」領域。所謂「精油」是植物為了生存、留下後代、對抗外敵而產生的物質。藉由仔細地瞭解這種物質，就可以透過理論解釋精油的作用。

譬如以放鬆作用著名的「高地薰衣草」精油，主要成分是酯類的乙酸芳樟酯、以及單萜醇類的芳樟醇。酯類的作用包括鎮靜作用、鎮痛作用、恢復神經平衡作用、降血壓作用。單萜醇類的作用包括抗菌作用、抗真菌作用、抗病毒作用等。其中芳樟醇的作用包括鎮痛、鎮靜、降血壓作用。

所以將酯類的乙酸芳樟酯以及單萜醇類的芳樟醇融合，就會完全發揮鎮靜、鎮痛、降血壓作用，這說明了為什麼高地薰衣草精油有放鬆、鎮靜的效果。

就像這樣，精油的作用幾乎是由其中包含的化學成分決定。

當然，隨著精油的種類或狀況不同，即使是同一種精油，同一批也會有成分的差異。舉個我們熟悉的例子，就像蔬菜每年的收成量與生產的結果都不同，隨著生長的情形、種植地等差異，包含的養分也不一樣。所以與其認識每一種精油的藥理作用，不如先瞭解成分的作用，再類推精油包含的成分會產生什麼樣的效用。

精油的化學成分大致上可分為二十種「芳香成分類」，從這些類別中，又可以區分出「芳香分子」的香氣成分。

想要記住每一種芳香分子相當困難，但是如果只要記住二十種左右的「芳香成分類」，或許會比較容易。

芳香成分分類電子座標圖表

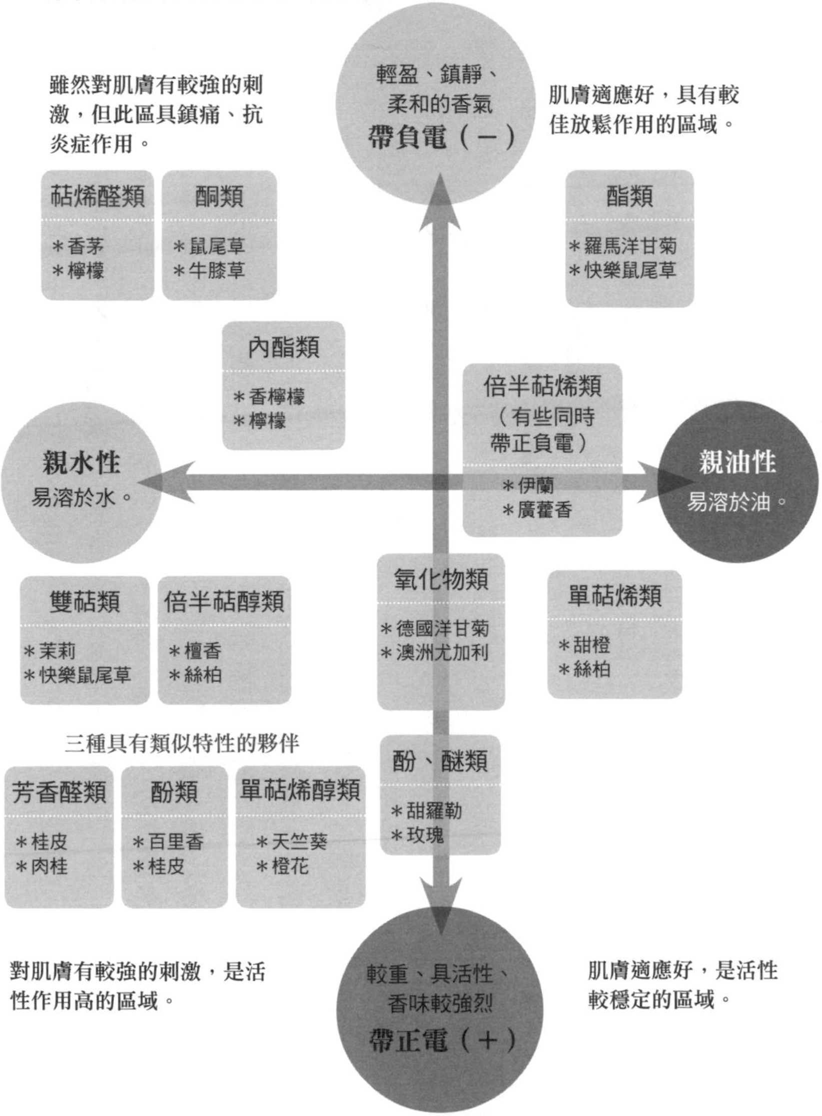

資料出處：BAB JAPAN《Therapy》雜誌 2016 年 10 月號

透過《精確芳香療法》（L' Aromathérapie exactement）的科學監修者皮耶・法蘭貢（Pierre Franchomme）所完成的「芳香成分分類電子座標圖表」，更能夠簡單瞭解精油的作用。此外，《精確芳香療法》是由羅傑・喬瓦洛（Roger Jollois）編輯、芳療醫師丹尼爾・潘威爾（Daniel Pénoël）作為醫學監修，以及科學監修化學家皮耶・法蘭貢所著，可說是以化學及科學為基礎、驗證芳香療法的第一本書。

在那之前，芳香療法一直以來都是用臨床實證來確認療效。在此則採用了化學的方式，將每種精油藉由「氣相色譜法」（Gas chromatography）的化學分析儀器逐一分析，驗證精油裡所含的成分，而且更驗證了這些成分具備哪些功能的劃時代內容。

此外，植物的精油成分即便歸類於同科、同屬或是同種，還是有些微差異，因此作用也會有所不同，不過這也促使了不應將相同精油的化學式視為一樣，反而應分類出精油化學結構的研究契機。芳香療法的藥理作用與心理作用等，若是缺少此研究成果，應該到現今都無法確立。

從上頁的座標縱軸可將芳香成分分成「帶負電」以及「帶正電」。

圖表上方表示「帶負電」，歸類於此的分子多帶有負電，具有較強的鎮靜與抑制發炎的效果。

例如含有較多酯類的精油包括高地薰衣草、羅馬洋甘菊等，以及含有較多萜烯醛類的檸檬草、山雞椒等。

圖表下半部表示「帶正電」，用帶電這個名詞說明不易理解，其實就是負電荷不足而正電荷較多的狀態。歸類於此的分子擁有較強的強壯身體作用、抗菌作用以及抗病毒作用。

屬於此區的精油有單萜烯醇類的茶樹精油、迷迭香精油等，以及單萜烯類的檸檬、絲柏等。

藉由「上半部具放鬆功能，下半部具提神功能」的簡單說明，更容易記憶。

接著，座標的橫軸則表示「分子的極性」。

所謂的極性是指「易溶於水」。

座標上越往右極性越低，也就是越難溶於水。

以芳香成分分類，有單萜烯醇類以及含有較多酯類

〈負電荷較多時〉

負電荷會緊黏著正電荷，因此會使身心較穩定。

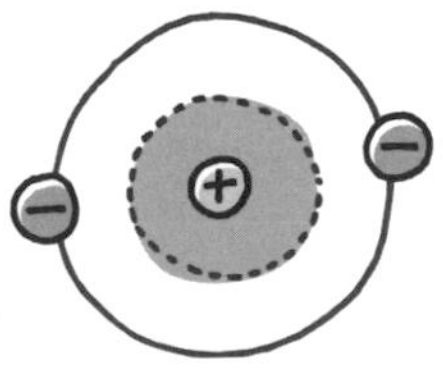

〈正電荷較多時〉

當沒有負電荷時，正電荷會因感到困擾而尋找負電荷，因此讓身體產生「活性化」。

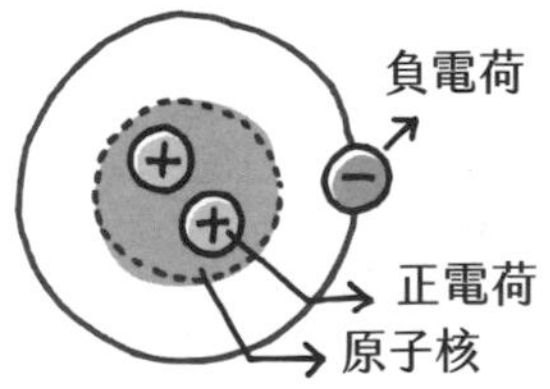

的精油，特別是柑橘系精油幾乎不溶於水。

反之，越往左表示越易溶於水。以芳香成分分類，有帶有羥基（-OH）的碳氫類，其中玫瑰香味代表性香味——苯乙醇，以易溶於水出名。

也就是說，以水蒸氣蒸餾法萃取精油時，右半部大多可萃取出精油的成分；左半部大多則是能溶解在純露內。

即便僅像這樣子大致瞭解，對於精油的化學也有足夠的理解。

接下來則是討論「精油的科學」，雖然應該稱作「精油科學」的領域，其實精油對於生理學、心理學以及環境學皆有很深的關聯。

有關精油為什麼會對我們的身體與心理產生作用，從生理學的角度來理解，是因為利用了「嗅覺」這個有趣的知覺。我們擁有觸覺、視覺、味覺、聽覺和嗅覺，稱作五感的五種感官接受器，其中只有嗅覺能在稱作爬蟲腦或嗅腦的「大腦邊緣系統」傳送訊息。

我們的大腦可大致區分為腦幹、大腦邊緣系統和大腦皮質，主要由這三層所構成。

「腦幹」如文字字面所示為「腦的中樞」，主要負責呼吸等活著的必要功能，也就是「LIVE（活著）」的機能。

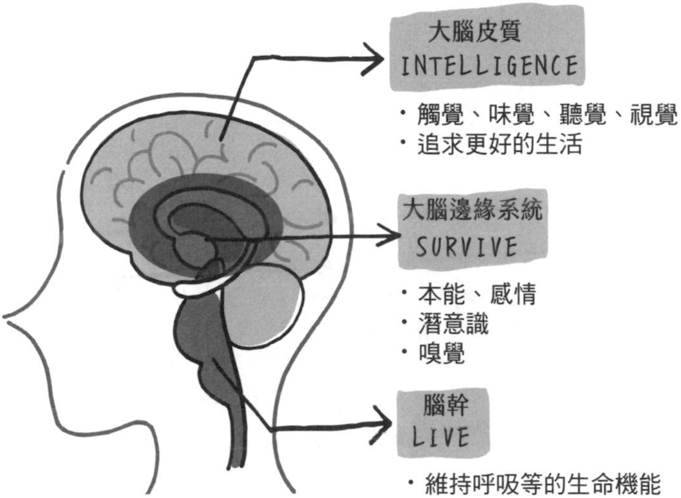

「大腦邊緣系統」主要負責所有動物的「本能」功能，所謂的本能是指活著或死亡、子孫存活等行為中最根本的基本能力，也就是「SURVIVE（生存）」的機能。為了生存而使用嗅覺接受器是因為很久以前，在選擇食物時需要判斷「這個食物吃了沒問題、吃了不會死吧」，也許就是如此才會使用鼻子吧。

現今，我們會使用鼻子確認食物是否腐敗、壞掉，僅用視覺無法得知，且大多也都會用嘴巴確認。嗅覺可說是具備關乎判斷生命的機能。

此外，大腦邊緣系統的杏仁核也能在瞬間判斷「是否愉快、快樂」。

順帶一提，我們能瞬間判斷某個味道是「好聞的香味」或「討厭的味道」。比起經過嗅覺聞到味道相比，更能依靠本能瞬間判斷出來。

其他感官接受器像是觸覺、視覺、味覺以及聽覺，則是由「大腦皮質」來作判斷。大腦皮質層只存在於高等動物裡，可以說是新的腦部，此部分不僅主掌生存，另外也關乎生活品質、想變得更幸福等的慾望。是代表「INTELLIGENCE（智能）」的機能。

像這樣，藉由使用接近本能的嗅覺感官，伴隨著感覺與情感的呼喚，能喚醒沉睡於大腦邊緣系統，潛意識中個人原有的慾望與願望。此外，一旦透過嗅覺刺激大腦邊緣系統，就能夠調整我們的自律神經、荷爾蒙平衡以及免疫力。身體能保持一定的平衡狀態，並維持著體內平衡（恆常性，homeostatic），無論我們身處於多艱困的環境中，大腦所產生的機能都能夠使我們「SURVIVE（生存）」。

事先理解精油科學，就會發現「嗅覺」是我們為了生存，且從各種角度來看，也是應當好好保護的部分。

假設以人的身體部位來譬喻？觀察精油的多樣性

我們已從各種各樣的角度分析植物與精油，各位覺得如何呢？接下來，將繼續告訴大家植物與精油的不同面貌。

我在芳療學苑的課程一定會教「根據『帕拉塞爾蘇斯特徵類似說』的精油作用」。帕拉塞爾蘇斯是十六世紀的哲學家（身兼醫生、鍊金師、化學家等各種身分），在這個章節要提到的部分，則是他根據「全面性」（holistic）思想進行的各種研究。其中一種想法是比較植物與人類的特徵時，認為「有同樣機能的部位，即具有相同的作用」。

花

花相當於人類的「頭」。也就是說「花」的精油會對「頭部」產生作用，譬如鎮靜作用、平撫不安作用、抗憂鬱作用、放鬆作用、振奮作用……等。另外，花有雌蕊與雄蕊，那是花的「生殖器官」。花的精油對應著女性的生殖器官，對子宮周圍也會產生作用，可以緩解更年期造成的困擾，或是減輕經痛。另外對於經前症候群（PMS）等症狀也有幫助。

【花類的精油】玫瑰、茉莉、依蘭依蘭、橙花精油等。

葉

葉子是行光合作用的部分。所謂光合作用，就是植物會吸收空氣中的二氧化碳，釋放出氧氣，相當於人類的「呼吸」。也就是說，葉類的精油會對「呼吸系統」產生作用。

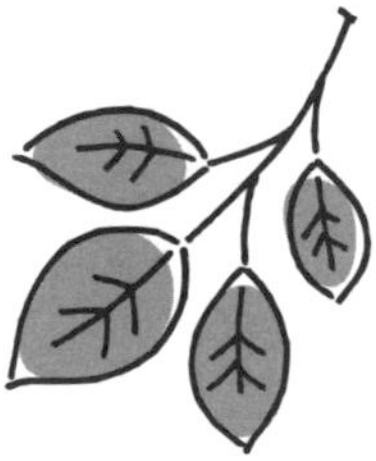

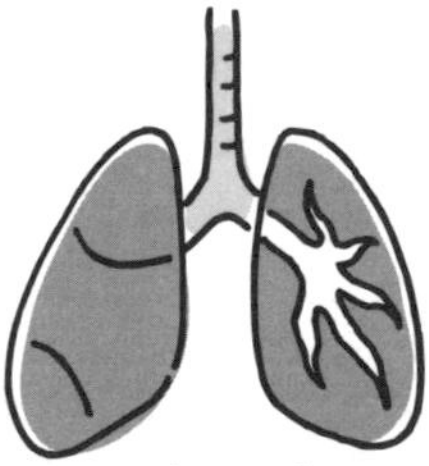

呼吸器官

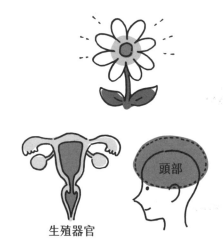

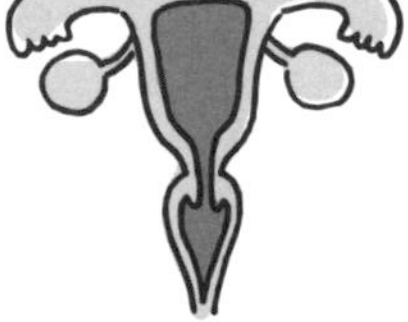

生殖器官

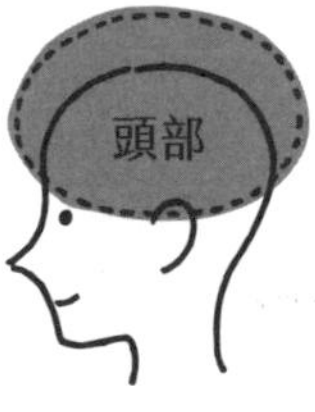

【葉類的精油】澳洲尤加利、藍膠尤加利、茶樹精油等。

根

根有吸收營養、輸送到地上的器官的功能。作用由下往上。所以從根類萃取的精油，可以提升體溫、振奮低落的心情。而且因為有根，所以能夠穩固站立，根類精油有促進自立的作用。想要「接地」（grounding）時適合使用這類精油。

【根類的精油】薑、岩蘭草、歐白芷根精油等。

樹幹

樹幹是植物最粗、最堅硬的部分。

由於有樹幹，所以樹木能夠站立，和根一樣有接地的作用。而樹幹是植物的中心，等於是芯，支撐自身，形成不會動搖的主軸。因為藉著木質部，樹幹將養分運送

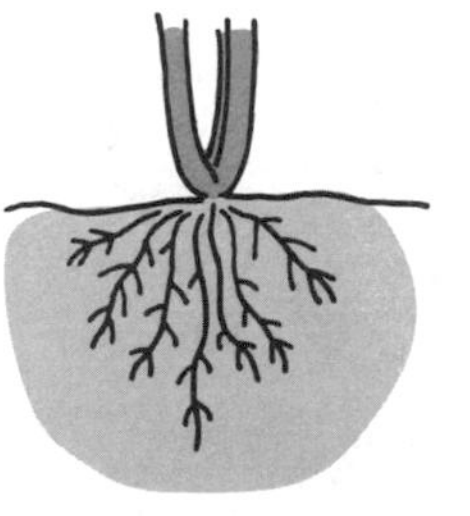

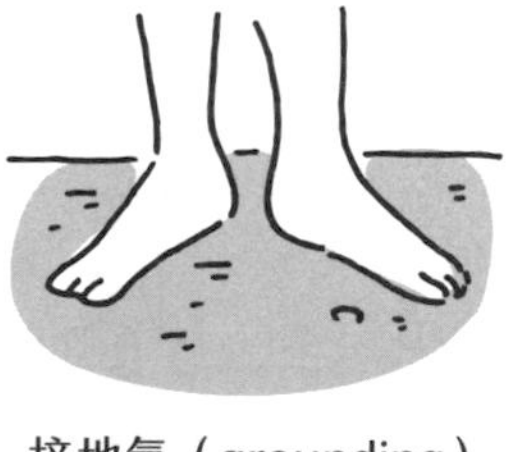

接地氣（grounding）

到各處，所以這類精油應該有促進血液循環的作用，並有助於氣血、淋巴的循環。

【樹幹類的精油】白檀、雪松、喜瑪拉雅杉精油等。

果實（果皮）

果實相當於植物的小孩。它帶來兒童般的開朗、純真，象徵無條件的幸福。所以藉著植物的孩子，或許可以癒療自己內心深處受傷的「內在的小孩」。

【果皮的精油】檸檬、佛手柑、甜橙、苦橙（皮）精油等。

種子

假設果實是植物的小孩，那麼種子就是

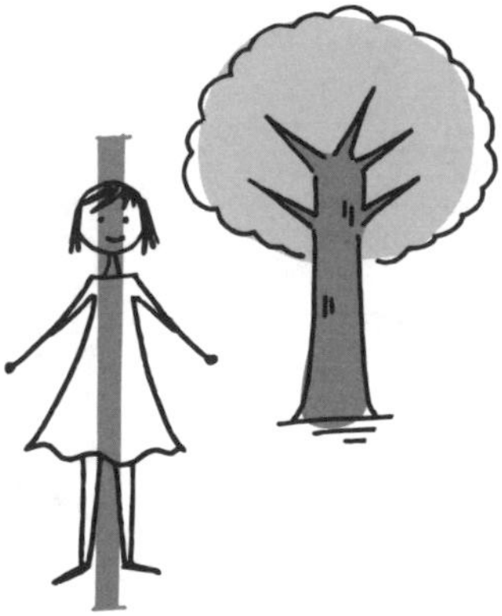

自己的主軸

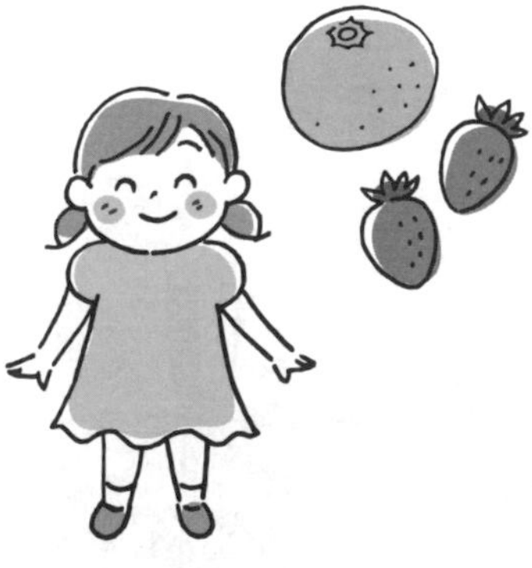

內在的小孩

「嬰兒」。嬰兒會繼續成長，可說是充滿著能量與可能性。想要恢復精神、充滿活力時，這是非常適合的精油。

【種子的精油】小豆蔻、芫荽籽、茴香籽精油等。

樹脂

樹脂自古以來就作為焚香使用。由於是割傷樹木後流出的汁液，相當於人類的「血液」。除了治療肉體的傷口，也可以治療心靈的傷痛。另外，由於具有會凝固的特徵，也可以用來促使自己下定決心。

【樹脂的精油】乳香、沒藥、安息香精油等。

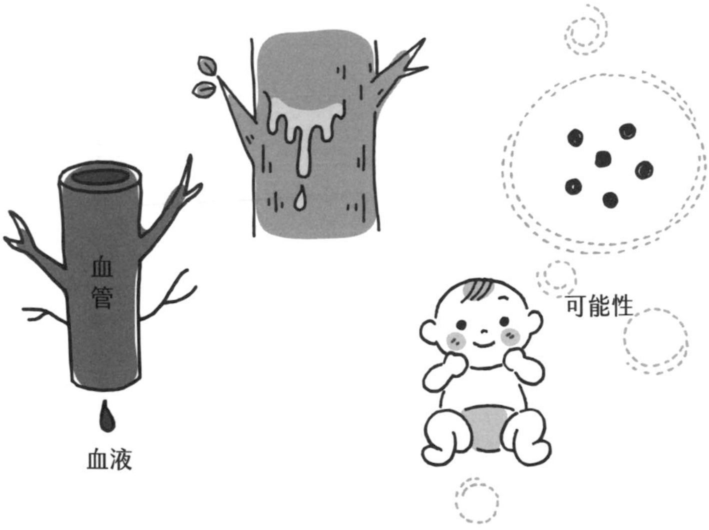

如果試著從植物的特徵想像作用，將會意外發現，其實與精油的藥理作用相當一致，所以請大家記住這個方法。

而且如果是「葉類」的話，請試著觀察究竟是形狀尖銳的「針葉樹」，或是圓葉的「闊葉樹」，會掉葉子的「落葉樹」，整年綠意盎然的「常綠樹」，還是表面光滑但是有細密的絨毛等，並且想像看看，它們具有什麼樣的「性格」。通常這樣的想像與藥理作用大致上都很一致。

接下來要說的是「學名」的趣味之處。

常常有學生問我「怎麼樣才能記住學名呢？」、「有必要記住學名嗎？」……請務必試著記下來。即使我們對一些朋友會叫他們的綽號，但是不可能「只知道綽號」。我們是知道他們的本名後，才以綽號稱呼，而且知道名字的由來，更能體會到對方父母的用心，植物的學名也是如此。學名包含著植物特有的歷史與意義。

譬如「馬鬱蘭」的學名是「Origanum majorana」，這是從希臘文的「ORUS」（山）與「GANUS」（喜悅）結合，意思是「山之喜悅」。光是從山之喜悅，或許就可以知道是在高山上綻放的花，並受到太陽喜愛的植物，而馬鬱蘭精油就是從這樣的植物萃取而成。

那是渴望受到太陽喜愛、需要太陽眷顧者的精油。不過，太陽又象徵著什麼呢？請試著發揮你的想像力。那可能是光，也可能是溫暖，或者是親切，甚至是營養。讓你變得更健康、散發光采……你可以想像這樣的香草植物嗎？

還有一個例子，「快樂鼠尾草」的學名是「Salvia sclarea」。「Salvia」含有拉丁文「SALVO」（拯救、治療）的意思，「sclarea」據說有「CLARUS」（明亮）的意思。據說用快樂鼠尾草的種子黏液洗眼睛，視野會變得明亮，因此而產生這個名字。而且快樂鼠尾草也作為啤酒花的替代品，用來改善味道不夠好的酒，是種跟酒類頗有淵源的香草。這麼一想，或許快樂鼠尾草不只能帶來明亮的視野，也能帶來明亮的心情，改善沮喪的情緒。

我們可以像這樣，試著合併學名的意義與實際使用方法去想像，將更瞭解植物。光是知道學名，就能更具體地感覺香草植物。

接下來要介紹精油的分類方式，是依照東洋醫學的基本「五行思想」。

我想各位可能在書上讀到「這種植物屬於五行中的『水』」，不過這並不是絕對的。每本書隨著作者、研究者不同，也會有不同的解釋。那麼五行究竟是什麼呢？

東洋的思想認為，萬物都是由木、火、土、金、水五種要素構成。在自然界裡，由於水（海洋）受到火（太陽）加溫而產生了雲，於是下雨，滋潤土壤、讓樹木生長，而土中的金（礦物質）也變得更為豐富，構成循環。這就是五行的基本思想。

這五種要素各自有對應的器官、顏色與感情。有「五臟」之稱的五種內臟，就像自然界的關聯一樣，會互相影響，發揮各自的「功能」。

我們的身體就像自然界一樣，因為「水」的循環而獲得滋潤，使我們得以安穩、健康地生活，所以最重要的前提是：主司水的器官「腎臟」有好好發揮作用。那麼，為了促進五行中的「水」，該讓什麼發揮作用呢？答案是「火」。「火」由太陽作為代表。受到太陽照射後，海洋與河川的水蒸發形成雲。有雲之後，降雨滋潤土壤，讓樹木生長得更茂密，土壤形成豐富的礦物質（金）。人體也是一樣，為了讓代表「水」的腎臟發揮作用，必須要有健康的心臟（火），讓水分運送到其他器官，肉體有血液及氧氣循環才能維持健康。

就像這樣，五行思想存在於我們的身體，就像在「自然界」一樣，甚至也存在於有著木星、火星、土星、金星、水星這些行星的「宇宙」間。

那麼，精油又存在著什麼樣的五行分類呢？「木」對應著五臟中的「肝臟」，所以能提高肝臟功能的薄荷與檸檬精油可以分類在「木」，甚至像乳香或沒藥這些樹脂類的精油也可以歸類在「木」吧。

「金」對應五臟中的「肺」，對於鼻竇炎等症狀有幫助的精油，可以分類在「金」。又由於「火」主司「喜悅」的感情，像玫瑰或茉莉精油就可以歸類在「火」。

那麼，像「茶樹精油」又屬於哪一類呢？這種精油經常運用在預防感冒與保護呼吸系統。既然如此，因為能保養肺，所以可以歸類在「金」。另由於香氣帶有苦味，所以說不定屬於「火」。或是因為給人的印象是綠色的，所以屬「木」？依此類推，可以找出各種各樣的

五行思想

五行	木	火	土	金	水
五臟	肝臟	心臟	脾臟	肺臟	腎臟
五器官	眼	舌	口	鼻	耳
五感情	怒	喜	憂	悲	恐懼
五色	綠	紅	黃	白	黑
特徵	成長 發展	上升 溫熱	包容 收穫	變革 支配	浸潤 冷卻

可能性。我們可從各種要素、功能與特徵對照精油的作用，思考符合茶樹精油的五行是什麼。

與其思考「哪一種才是正確的？」，不如根據「想根據哪一個面向」，相關的要素會變得更有影響力。那可能是其中一部分，也可能是全部。以五行分類精油時，最重要的不是思考「這種精油具有什麼要素？」，而是察覺到「這種精油兼具哪些面向」？

除此之外，傳說中最古老的醫學體系印度「阿育吠陀」也曾出現精油。阿育吠陀是由風、火、水三種要素構成，也可以依照這三種屬性將精油分類。另外在「醫學之父」希波克拉底的體液學說中也曾經出現精油。那是將體液分成血液、黏液、黃膽汁、黑膽汁四種，根據體液別可以分辨體質與性質，這樣的觀點相當有趣。

我經常參考利用植物能量的「花精」治療法。從植物的形態可以推測出植物的特性，以及需要這種植物的人的性格，相當值得參考。譬如葉子帶刺的植物，表示「保衛自己的領地」，所以容易受到他人影響的人，可能需要這類精油。

最後不可以忘記的是「產地」。就像在北海道出生與在沖繩出生的人，體質與思考方式都有許多差異，植物隨著產地不同，性質也有所差異。譬如在乾燥地帶生長的乳香，對於在乾燥地區容易發生的「支氣管炎」、「喉嚨發炎」等症狀也相當有效。

從這類現象來看，令人忍不住覺得「植物彷彿是為了幫助人而存在的」。所以我們應該要繼續守護植物。

所以裝入瓶中的精油不只是「液體」、「香氣」，為了更妥善地運用精油，瞭解植物的背景，想像它在自然界裡扮演著什麼樣的角色、加以理解，也非常重要。

我們可以活用精油的知識嗎？

目前為止提到的內容，雖然也包含新的知識，但各位是否覺得好像都在其他地方看過？我想對於喜歡芳療、學過芳療的人，這些知識早在各種各樣的場合接觸過。再讀一次，是否覺得很有趣呢？精油就是這麼具有魅力。

不過，這類知識在芳療的過程中，究竟能活用到什麼程度？有些知識會不會就算知道了，仍然派不上用場？

我自己也曾經這樣。在第一章曾經提到過，當芳療沙龍剛開幕時，我的確有講師資格，也獲得學校認證，透過課程學習過芳療。儘管如此，我卻缺乏向客人說明精油的自信。所以我的沙龍會請客人參考「放鬆」與「提振精神」兩種混合精油，請當事人自己選擇。

現在回想起來當然很不好意思，對客人也很抱歉。明明是來接受芳療，卻無法自己選擇精油，我也沒有為客人解說精油。這麼一來，精油不就只是跟香料一樣……「這樣下去不行」，雖然後來我請客人選擇精油，但是我對於詳細解釋精油的作用與效果缺乏自信，所以我跟客人一起翻閱《精油事典》，說明「書上說這種精油有這些作用」、「這種精油在使用上有禁忌事項。你打算怎麼辦？」，心想「這樣總比完全不解釋好」，先這樣。

不過，後來我下定決心。

在客人回家後，我重新查詢這種精油，把精油的化學成分、藥理作用、禁忌事項、注意事項寫在筆記本上，並且加上患者的主要症狀，迅速地寫下我從各種書籍學到的精油的歷史、精油的五行分類。

這就是我的「精油臨床筆記」。我每天記錄，大約持續了三年。我從這樣的「精油臨床筆記」獲得很多靈感，所以想建議大家也這樣實踐看看。從現在起記錄三年可能真的有點久，所以根據我的經驗，想教大家在更短的時間內學習的方法。

為了成為精油翻譯師，必須建立「精油的檔案」

芳療的世界「很深奧」，而且「學無止境」，這都是事實；不過也可能是涉獵太廣，覺得相關知識有著複雜的關聯，不知該從何開始，形成芳療難以理解的印象。

因此我想推薦的是，「為精油建立個別的『檔案』」。

如果查閱《精油事典》這類書籍，內容會列出萃取植物的學名、科名、萃取部位、原產地、主要成分等資料，相當方便。不過，只要手邊有這麼一冊，就能安心進行芳療嗎？可能有很多人會說「不見得」。我並不是要批評《精油事典》，而是瞭解精油的方式因人而異，所以完全透過一樣的途徑，可能有很多人會無法吸收。所以在這裡我希望各位花點時間，製作屬於自己的「精油檔案」。

據說「檔案」這個詞，語源來自「側臉」。也就是不在正面但確實擁有的東西，從這個角度思考，似乎也很有趣。

如果精油的正面是學名、科名、萃取部位、生產地、色澤、香氣（成分），那「側面」會是什麼呢？

- 在希臘神話中，這種植物具有什麼意義呢？
- 以東洋醫學的角度來看，有什麼樣的用途？
- 掌管這種植物的行星，究竟象徵著什麼樣的意義？

——或許這些可以算是精油的側臉。

正如本章所介紹的，精油不只是液體，也像角色一樣有背景，希望大家從多方面瞭解觀察，並且製作各種精油的「檔案」。

就以前面經常介紹的「高地薰衣草」為例，製作檔案吧。

精油名 「高地薰衣草」Lavandula angustifolia

㊖唇形科

✚**萃取部位：**花穗

✚**主要成分：**酯類（乙酸芳樟酯）、單萜醇類（芳樟醇）

✚**治療特性：**鎮痙攣作用、鎮痛作用、鎮靜作用、抗憂鬱作用、肌肉鬆弛作用、降血壓作用、消除疤痕作用、皮膚組織再生作用、抗發炎作用、抗菌作用

✚**適用症狀：**失眠、睡眠障礙、焦慮、壓力大、憂鬱症、躁症、皮膚病患者（濕疹、乾癬等）、青春痘、燙傷、搔癢症、風濕病、高血壓、肌肉痠痛

✚**禁忌事項：**無特別禁忌

大致像這樣，而接下來的部分很重要。

要把目前為止學過的，各種關於薰衣草的資訊全部試著寫下來。

- 花是紫色。
- 生長在寒冷的地帶。
- 隨著生長地區的標高不同，成分也有所差異。
- 學名中的「Lave」有「洗」的意思，「angustifolia」則是「細葉」的意思。
- 在中世紀時用來清洗傷口。
- 古埃及作為木乃伊的防腐劑。
- 羅馬帝國用於分娩的時刻。
- 以前的人認為薰衣草枝能夠避開「邪惡的視線」。
- 用來預防鼠疫。
- 據說能讓頭腦放鬆、帶來安慰。
- 英國護士南丁格爾用薰衣草幫助戰地醫院的傷患入眠。
- 藥草學家、醫師尼古拉斯．卡爾佩珀認為薰衣草是由水星掌管。
- 法國軍醫尚．瓦涅博士建議讓「虛弱而纖細的孩子」或是「受到驚嚇與有心理創傷的人」在就寢前滴薰衣草精油泡澡。

- 東邦大學名譽教授暨醫學博士鳥居鎮夫發現，吸收薰衣草精油後，人的後腦會產生α波。
- 能量芳療的權威派翠西亞．戴維斯認為，薰衣草與高層次的意識能量有關。

接下來將這些資料分門別類，譬如依照時間排列……

①運用在製作木乃伊→②羅馬時代→③中世紀→④尚．瓦涅博士→⑤南丁格爾等，試著依順序排列。

或是依照使用方法區分，譬如迷信的使用方式、藥理的使用方式、精神的使用方式等。或是試著將自己覺得最協調的內容排列在一起。

試著這麼做以後，應該會覺得「高地薰衣草」精油不只有鎮靜、安眠的作用吧？在檔案中，記下自己對精油的印象，或是求診者等他人的印象也可以。

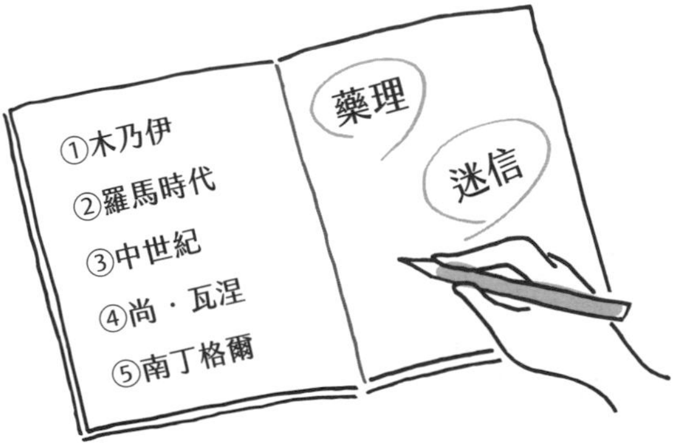

以前，有芳療學苑的學員說過：「我討厭薰衣草，因為太過無微不至。」從這句「太過無微不至」特別令人感受到薰衣草的溫柔與包容力，彷彿帶有母性。當我們很舒服地感受到母親般的溫柔與包容時，又覺得干涉過多。這跟我們雖然感謝母親，但也同時覺得煩，其實是一樣的道理。這類經驗也可以作為補充的檔案。

那麼，接下來我們來看薰衣草傳達出什麼樣的訊息。

薰衣草的學名「Lave」有「清洗」的意思，在古希臘時代，據說人們還沒有入浴的習慣，這些人會藉由沾上薰衣草的香氣，保持清潔。實際上薰衣草有抗菌作用、抗病毒作用、預防疾病、鎮靜作用等。不只能促進身體健康，還能讓情緒穩定，遺忘厭惡的事……

我覺得薰衣草精油有「重拾原來的自己」的訊息。人們以盔甲與刀刃、藉口、罪惡感……保護自己，它能將這些統統洗刷掉，恢復原來的自己。光聽到「重拾原來的自己」，或許會讓人思索「為什麼會這樣？」、「在什麼狀況會發生這種作用？」其實植物的學名包含歷史，如果試著從歷史與藥理作用多方面思考，就會發覺這樣的訊息。

精油名 **「高地薰衣草」Lavandula angustifolia**

科 唇形科

✚萃取部位：花穗

✚主要成分：酯類（乙酸芳樟酯）、單萜醇類（芳樟醇）

✚治療特性：鎮痙攣作用、鎮痛作用、鎮靜作用、抗憂鬱作用、肌肉鬆弛作用、降血壓作用、消除疤痕作用、皮膚組織再生作用、抗發炎作用、抗菌作用

✚適用症狀：失眠、睡眠障礙、焦慮、壓力大、憂鬱症、亢奮、皮膚病患者（濕疹、乾癬等）、青春痘、燙傷、搔癢症、風濕病、高血壓、肌肉痠痛

✚禁忌事項：無特別禁忌

- 花是紫色。
- 生長在寒冷的地帶
- 隨著生長地區的標高不同，成分也有所差異。
- 學名中的「Lave」有「洗」的意思，「angustifolia」則是「細葉」的意思。
- 在中世紀時用來清洗傷口。
- 古埃及作為木乃伊的防腐劑。
- 羅馬帝國用於分娩的時刻。
- 以前的人認為薰衣草枝能避開「邪惡的視線」。
- 用來預防鼠疫。
- 據說能讓頭腦放鬆、帶來安慰。
- 英國護士南丁格爾用薰衣草幫助戰地醫院的傷患入眠。

- 藥草學家、醫師尼古拉斯·卡爾佩珀認為薰衣草是由水星掌管。
- 法國軍醫尚·瓦涅博士建議讓「虛弱而纖細的孩子」或是「受到驚嚇與有心理創傷的人」在就寢前滴薰衣草精油泡澡。
- 感想包括「討厭薰衣草，因為太過無微不至」等……

精油的訊息——「重拾原來的自己」

我再舉一個精油訊息的例子。

在各類精油中，玫瑰精油相當昂貴而稀少。前面提到克麗奧佩托拉偏愛玫瑰，除了她以外，我想還有許多女性也難以抗拒玫瑰的誘惑。

玫瑰在希臘神話中，是隨著掌管愛與美、性的女神「阿芙蘿黛蒂」誕生時，一起來到世上的花，在閱讀希臘神話時，玫瑰與阿芙蘿黛蒂總是一起出現。順帶一提，掌管玫瑰的是金星，而金星的別名正是「阿芙蘿黛蒂」，乃占星術視為象徵「愛與美」的星球。

那麼，阿芙蘿黛蒂又是位什麼樣的女性？據說她是位絕世美女，非要虜獲所有男性才甘心，也以熱情浪漫出名。從這一點是否能看出玫瑰象徵著「愛」？

你是否正愛著誰，或是被誰所愛？抑或寵愛著自己？

這些都可以視為是精油透露的訊息。你我對於玫瑰的訊息，或許有著不同的解釋，這樣也很好。

這種「製作精油檔案」沒有正確答案。請從基本資料、各種知識、實際上感受到的印象等，找出屬於自己的精油訊息。

就算訊息不只一種也沒有關係。這些是在進行芳療時必要的精油知識。對於同一種精油的作用，反應因人而異，這可說是芳療複雜的地方，只要檔案資料充足就可以知道原因，進行分析。

包括我在內，許多芳療師在進行香氣的心理分析之前，曾經讀過許多關於芳療的書。不只是精油的書，還有植物學、花精、希臘神話、世界史、日本史、調香、印度哲學、東洋醫學等。高高豎起天線，持續蒐集必需的資訊，檔案就會越來越充實，在進行芳療的療程時，分析的內容也會更充實。不過，我不建議利用網路上的資訊。只要輸入關鍵字，就能一次搜尋到許多相關資訊，的確非常方便，但是這些資訊的正確度不如書本可靠。雖然這麼做更費工夫也更花錢，請試著利用圖書館等資源，參考書本讓檔案更充實豐富。

現在，你也可以選一瓶自己喜歡的精油，試著建立檔案。完成後再一瓶接一瓶地逐漸增加，讓自己的精油事典更加充實。看到自己製作的精油檔案，除了藥理作用以外，也將更深刻地瞭解精油扮演著多樣化的角色。

我持續建立檔案長達三年。剛開始的時候我還無法將自己的想法整理表達出來，所以只是把看到的資料寫下來，讀書後做筆記，有時稍加整理。對於客人所選的精油，只告知檔案中最重要的訊息。我經常感受到「精油總是給予當事人正面的支持」、「精油不會讓人感受到否定、自責的情緒。」

在第一章曾介紹我所選擇的「苦橙葉精油」。我覺得氣味特別好聞，才知道原來它對自律神經失調有幫助。這種精油能改善耳鳴、防止梅尼爾氏症候群發作。苦橙葉精油具有平衡自律神經的作用，讓交感神經與副交感神經協調。原本自律神經是為了搏鬥或逃亡而抑制休息的神經，所以苦橙葉精油不只是促進放鬆，也彷彿在悄悄地說著「現在你很努力，為了繼續拚下去，稍微休息一下吧」，帶有如此溫柔的訊息。

「你很努力呢。不過，為了繼續奮鬥，稍微休息一下吧」，精油不但肯定了我的存在，還改善了失調的自律神經……真的很善解人意。

不過也有相反的經驗。

我剛開始學習芳療時，很喜歡快樂鼠尾草的氣味。彷彿紅茶般的香氣，帶有優雅的品味，又像個溫柔的女性。那個時候，我還是個上班族，所以我喜歡有助於放鬆的最佳組合——乙酸芳樟酯與芳樟醇。不過，在辭去工作開業進入第二年後，我覺得聞到快樂鼠尾草的香氣時，那種溫柔甜美的感覺，彷彿變成甜到令我頭痛的一種香氣。這時我幾乎不加思考，就覺得「這味道聞了很不舒服……」，後來我在健康檢查時，發現原來自己有子宮肌瘤。由於沒有明顯症狀，所以我知道時很驚訝，心想「原來如此」！

精油的檔案 ❻

快樂鼠尾草 *Clary sage*

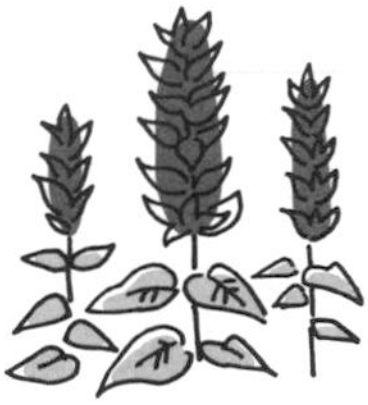

學名：Salvia sclarea

科名：唇形科

萃取部位：葉與花

萃取方法：水蒸氣蒸餾

注意重點：學名「Salvia sclarea」意謂著「明亮的視野」

訊息：「觀照自己的內在」

快樂鼠尾草含有烯醇類的著名成分香紫蘇醇。如果要解釋它為什麼有名，那就是「類雌激素」的作用，因為香紫蘇醇的分子結構類似女性荷爾蒙。所以因為女性荷爾蒙的分泌量減少而引起的「更年期障礙」、「月經失調」、「經前症候群」等症狀發生時，據說使用快樂鼠尾草精油，大腦會誤判為女性荷爾蒙增加，改善失調的狀態。然而相反地，如果有可能是雌激素導致的「乳癌」、「乳房病變」、「子宮肌瘤」、「子宮內膜增生」等症狀，使用這種精油恐怕會使病情惡化。我因為有子宮肌瘤，所以腦部與身體會抗拒有類雌激素作用的精油。順帶一提，我認為快樂鼠尾草有「觀照自己的內在」的訊息。

我記得自己當時非常感動「真是太好了。世界上怎麼會有這麼好的東西！」精油為我們補充不足又避開問題，靜靜地教導我們許多事。

這就是精油的優點。你喜歡精油嗎？藉由製作「精油的檔案」，你將感受到精油象徵的角色正在向你訴說著什麼。你會如何理解這樣的聲音，進而傳達訊息？這就是「精油翻譯師」的工作。

在下一章，我將介紹如何解釋精油傳達的訊息、實踐「香氣的心理分析」。

具體實踐

嘗試製作精油的檔案

現在來製作專屬於你的「精油的檔案」吧。
請先試著選出兩種自己最喜歡的精油。

要準備的東西

筆記本、筆、精油、參考書籍等。

Step 1

寫出【精油名】、【科】、【萃取部位】、【主要成分】、【治療特性】、【適用例】、【禁忌事項】等基本資料。

Step 2

寫下關於這種精油自己所知道的全部資料。包括學名的意義、萃取植物的樣貌、歷史、神話、故事、五行、阿育吠陀療法等。

Step 3

試著整理內容。譬如：依照時間、使用方法排列。

Step 4

補充自己或客人的印象或使用感想。

Step 5

以精油翻譯師的角度，試著自由地找出象徵的訊息。

關於「精油的檔案製作」沒有正確答案。
請試著憑自己的感覺完成。

例①

精油名「胡椒薄荷」Mentha × piperita

科 唇形科

+ **萃取部位**：整株草（根除外）
+ **主要成分**：單萜醇類（薄荷醇）、酮類（薄荷酮、異薄荷酮）
+ **治療特性**：提升血壓作用、血管收縮作用、強壯作用、刺激作用、強化肝臟作用、止癢作用、鎮痛作用、抗發炎作用、冷卻作用、健胃作用、抗嘔吐作用
+ **適用症狀**：消化不良、搔癢、低血壓、曬傷、感冒、流行性感冒、頭痛、飲酒過量、肩膀僵硬、關節炎、神經痛
+ **禁忌事項**：由於含有酮類，所以具有神經毒。嬰幼兒、孕婦、癲癇患者、高齡人士不可使用。而且因為有冷卻作用，所以如果想在身上廣泛使用，必須要注意

- 在古希臘時代，羅馬人運用於沐浴。
- 雅典人認為這種香氣象徵力量，會將其沾染在手腕上。
- 學名「Mentha」源自拉丁文，「mente」是思考，「piperta」有辛辣之物的意思。
- 生長在全世界較為溫暖的地域。
- 由於生長速度快，又稱為「running grass」。
- 有減少乳汁分泌的作用，對於治療乳房腫脹、肥大有效。
- 從鼻腔吸入後可以增進記憶力。

精油的訊息——「加速與促進溝通、交流」

- 在十四世紀時用來使牙齒美白，消除菸味。
- 自古以來流傳可以讓人在夢中預見未來。
- 受到水星掌控。
- 在希臘神話中，是由精靈 Mentha 變身的藥草。
- 埃及的香水「奇斐」（Kyphi）的成分含有胡椒薄荷。
- 在西元二百年時，有位名叫円山的僧人將胡椒薄荷苗從中國引進日本。

例②

精油名「檸檬」Citrus limon　㊖芸香科

✚萃取部位：果皮

✚主要成分：單萜烯類化合物（d-檸烯、β-蒎烯）、萜烯醛類（檸檬醛）、脂肪醛、內酯

✚治療特性：抗菌作用、殺菌作用、溶解結石作用、類維生素P作用、健胃作用、促進消化作用、強化肝臟作用、驅風作用、淨化作用

✚適用症狀：感覺想吐、空氣清淨、改善注意力不集中、促進血液循環、預防傳染病、改善青春痘、皰疹、提振精神

✚禁忌事項：由於含有呋喃香豆素類，可能會引起光敏感反應。塗了檸檬精油後四到五小時內，不可接觸到紫外線

- 在十二世紀時，阿拉伯人將檸檬傳入西班牙，十字軍又將檸檬帶到歐洲各地。
- 哥倫布在航海時為了預防壞血病，把檸檬帶到船上，傳到美國及日本。
- 學名「Citrus」源自希臘文「kedros」（這種果實是黃色的，而且氣味很香，味道也很好）。
- 法國軍醫尚．瓦涅博士曾提及檸檬的殺菌力。
- 由於來自米底亞王國，所以又稱為「米底亞的蘋果」。

- 古代的人讓衣服附著檸檬香，達到除蟲效果。
- 藥草專家羅貝爾提出：檸檬汁可治療憂鬱。
- 可促進腦部的海馬迴活化，提升注意力。
- 在安寧療護的病房，用來幫助情緒低落與感到恐懼的患者。
- 可一掃感情上的混亂與疑惑，帶來安心與信賴的感覺。
- 受月亮掌控。

精油的訊息——「認可目前為止的成果，相信自己」

例③

精油名「迷迭香」**Rosmarinus officinalis** ㉐**唇形科**

✚**萃取部位：**花與莖葉

✚**主要成分：**氧化物類（桉葉油醇）、酮類（莰酮）、單萜烴（α-蒎烯）、單萜醇（冰片）

✚**治療特性：**去痰作用、黏液溶解作用、免疫調整作用、抗支氣管炎作用、強化肝臟作用、促進膽汁分泌作用、脂肪溶解作用、肌肉鬆弛作用

✚**適用症狀：**集中注意力、提升記憶力、預防感染症、預防黏膜發炎、促進消化、健胃作用、解毒作用

✚**禁忌事項：**化學樟腦以及馬鞭烯酮含有大量酮類，所以具有神經毒性，高齡人士、嬰幼兒、孕婦、哺乳中的母親、癲癇患者等不宜使用

- 和名「萬年郎」意謂著永遠的青年。
- 不論在東西方都作為藥用。
- 學名「Rosmarinus」是由拉丁文「ros」（露）與「marinus」（海）組合而成。
- 由整株迷迭香所含的液體萃取出成分最濃的菁華，就是精油。
- 「我有迷迭香，那是為了喚醒記憶」（哈姆雷特）。

- 對於希臘人與羅馬人而言，那是象徵著愛與死的神聖植物，至今仍在葬禮時使用。
- 希臘的學生在準備考試時，會編迷迭香的枝條，增強記憶力。
- 傳說惡靈不會接近迷迭香的枝葉，所以吉普賽人有把迷迭香枝葉垂吊在井口的習慣。
- 法國的教會與大教堂會焚燒迷迭香。
- 是重返青春的靈藥「匈牙利水」的原料。
- 依照習俗，為了讓心情更輕鬆快樂，人們會用布在右腕裹著迷迭香枝葉。

精油的訊息——「療癒過去的舊傷，不要把傷痛留在記憶」

例④

精油名「橙花」Citrus aurantium ssp. amara　㊕芸香科

✚萃取部位：花

✚主要成分：單萜醇類（芳樟醇）、單萜烯類化合物（檸烯、β-蒎烯）、酯類（乙酸芳樟酯）、倍半萜醇類（橙花叔醇）

＋治療特性：鎮靜作用、抗憂鬱作用、恢復自律神經平衡、抗菌作用

＋適用症狀：更年期障礙、經前症候群、皮膚狀況不佳、失眠、神經緊張

＋禁忌事項：無

- 據說在十七世紀，橙花香受到義大利涅洛拉公國的王妃安娜·瑪莉亞喜愛，所以稱為「Neroli」。
- 也有人認為跟羅馬帝國暴君尼祿有關。
- 學名中的「aurantium」是拉丁文「橙」的意思。「aurum」（黃金）與「aurora」（黎明的女神）是相關字。
- 對於容易陷入茫然、歇斯底里、恐慌、亢奮的人會有幫助。
- 與超我（Higher self）有關，讓身心都獲得平靜、釋放壓力。
- 用於撲滅鼠疫與熱病。
- 橙花也曾是娼妓的象徵。
- 象徵著新娘的純潔，用於新娘捧花。
- 同時兼具世俗的愛與神聖兩種面向。
- 有人認為橙花精油可以「提高創造性」。
- 除了優雅而且帶有花香調，苦味有助於接地。

精油的訊息——「達成現實與夢想的平衡」

例⑤

精油名　「**檀香**」 **Santalum album/Santalum austrocaledonicum**

㊎ **檀香科**

✚ **萃取部位**：樹幹

✚ **主要成分**：倍半萜醇類（α、β- 檀香醇）

✚ **治療特性**：消除鬱滯作用、強健心臟作用、改善靜脈鬱血作用、鎮靜作用

✚ **適用症狀**：幫助放鬆與冥想、改善失眠、神經緊張、支氣管炎、咽喉炎、保養皮膚

✚ **禁忌事項**：激素依賴型癌症、乳腺炎等患者不宜使用

- 檀香樹已列入瀕臨絕種植物，由印度政府管理保護，不易取得。
- 根部會寄生在其他植物上，藉以獲得水分、養分成長，是自己會行光合作用的半寄生植物。
- 學名「Santalum」來自梵文「candana」（香木之一）。
- 萃取精油只使用稱為心材的樹心部分。
- 精油是從樹齡約三〇到六〇年的木料取得。
- 古印度用於宗教儀式，人們視為萬靈藥。
- 西元前十五世紀吠陀經的註釋書《尼魯庫達》（Nirukta）也有記載。
- 可以改善慢性支氣管炎、咳嗽。

- 有益於所有脈輪，讓人心情平穩與接地氣。
- 安定過於縝密的思慮，促進身心靈的統合。
- 幫助人接受現實，讓人專注於當下。

精油的訊息——「獲得經濟、社會方面的安定」

Let's TRY

第一瓶精油檔案（最喜歡的精油）

+ 科
+ 萃取部位
+ 主要成分
+ 治療特性
+ 適用症狀
+ 禁忌注意事項
+ 其他資訊
+ 印象
+ 訊息

Let's TRY

+ 科
+ 萃取部位
+ 主要成分
+ 治療特性
+ 適用症狀
+ 禁忌注意事項
+ 其他資訊
+ 印象
+ 訊息

第二精瓶油檔案

（最喜歡的精油）

〈第二章總整理〉

「香氣的心理分析」需要哪些精油知識？

Point 1

精油的基本知識

以目前為止在學校或書本上學到的精油基本知識，作為「精油檔案」的基礎。

Point 2

從各種領域獲得資訊

從歷史、神話、植物的形狀、五行等各種領域蒐集資訊，讓我們對精油的瞭解更具體。

Point 3

感覺對香氣的印象、產生的感情等

芳療師自己與當事人對精油的印象、所說的話與抱持的感情也是重要的因素。請察覺自己所感受到精油代表的訊息。

第三章

為自己與客人進行「香氣的心理分析」！

在芳療師眼中，「香氣的心理分析」的魅力

在經過第一章與第二章對精油的認識和學習製作檔案後，以下就來實際說明「香氣的心理分析」的實踐法。

正如前面多次提到，「香氣的心理分析」是運用精油的心理分析法。還有很多其他心理分析法也會運用到精油，「香氣的心理分析」最主要的重點是請當事人自己形容對精油的印象。芳療師根據當事人對香氣的印象，以精油翻譯師的角色適切地傳達精油代表的訊息。

參加過「香氣的心理分析」學習養成講座，並加以實踐的芳療師，稱為「香氣的心理分析師」。

在介紹「香氣的心理分析」實踐法之前，請聽聽看全國香氣的心理分析師支持這種療法的原因；大致上可以分成三個理由。

❶ 對芳療產生自信

正如前面曾經提及，即使學過芳療，敢聲稱自己對精油知識很有信心的人遠比想像中少。因為精油相當複雜，該記、該學的事太廣，不管怎麼學，想要徹底「精通」幾乎不太可能。

在前一章曾經介紹過，在進行「香氣的心理分析」時，為每種精油製作檔案非常重要。包括成分、所屬的科別、萃取部位、生產地、藥理作用、學名、五行分類、占星術、歷史、希臘神話……透過各種資料瞭解精油，藉此掌握精油的「輪廓」。這麼一來就能加深對精油的瞭解，也會領悟到使用的方法，而且在過程中覺悟到「精油有許多面向，就算不能全部理解也沒關係！」就會覺得很輕鬆。而且似乎有許多芳療師覺得「正因為精油有許多面向，所以對精油會更感興趣，想知道得更多。所以『香氣的心理分析』很有意思」。

像這樣認識精油、與精油對話、感受精油的特性，就能夠憑自己的感覺認識精油，對於芳療也會更有自信。

❷ 提升自我肯定感

其實最多芳療師回饋的意見是能夠「提升自我肯定感」。

像是「藉由精油傳達自己真實的想法與潛意識，所以能客觀地認同自己」、「沒有料到會從自己的話得知內心的想法、能夠認同自己」等，原因有很多。

「自我肯定」如字面上的意思，是「肯定自己的感情」。

你是否能自我肯定？是高度自信，還是缺乏自信？

在展開或持續某件事時，如果缺乏自我肯定，就會感到極度不安，有時甚至會覺得悲慘。

在學習「香氣的心理分析」時，常常要以自己為對象進行分析。從潛意識說出來的話，與自己製作的精油檔案訊息有關聯時，就能肯定自己「我的感覺並沒有錯」！經過持續累積之後，就能提升自我肯定。

❸改變行動

注意你的想法，因為那遲早會化為言詞。
注意你的言詞，因為那遲早會化為行動。
注意你的行動，因為那遲早會化為習慣。
注意你的習慣，因為那遲早會化為性格。
注意你的性格，因為那遲早會化為命運。

各位可曾聽過柴契爾夫人的這段名言？在「香氣的心理分析」療程中，會多次反覆地引導出自己的「想法」與「言詞」。這令人察覺到自己的思考方式、口頭禪、行為模式，進而可以採取行動脫離既定模式。

某位學員在接受「香氣的心理分析」療程之前，原本以「機動性強、富有行動力」自豪，但是在療程中，她所說的話卻完全相反。於是她察覺到「一直以來我都在勉強自己」。自此以後她改變「機動性強、富有行動力」的行為模式，據說從此變得輕鬆快樂。

只要有所察覺，就會改變行動。假設改變行動，命運也會有所不同——我是這麼認為。

什麼是顯意識、潛意識與無意識？

接下來我要說明在「香氣的心理分析」療程中會出現的用語。所謂「香氣的心理分析」是探索潛意識與無意識的方法。各位可知道潛意識與無意識的差異嗎？

我們採取的行動是有意識的。而行動的源頭是「顯意識」，也就是「可以從表面察覺到的意識」。像是「我的個性是這樣」、「我是這樣的人」這些自己能意識到的部分。

而顯意識的相反詞是潛意識。這部分「是不屬於自己察覺到的意識，是不自覺與無意識行動的由來」。據說我們的行動與思考，有九成是由潛意識決定。

「無意識」指的是「推動潛意識的心靈狀態、心的變化」。譬如「不小心說出實話」雖然是「潛意識」的表現，但背後是「無意識」推動的「心的狀態」。

在「香氣的心理分析」療程中，由於當事人藉由精油透露出受「無意識」影響的「潛意識」，所以能得知這兩者。

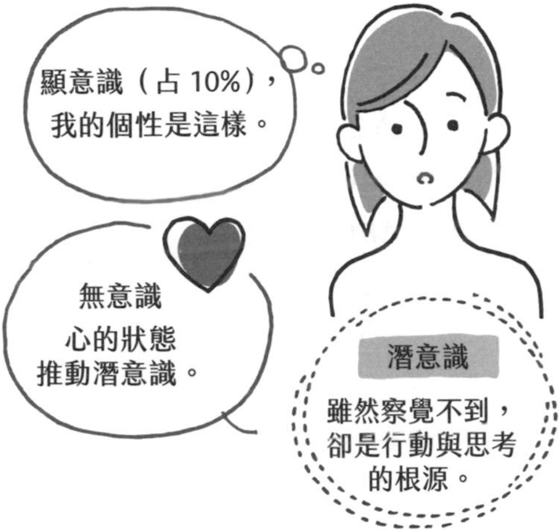
顯意識（占 10%），
我的個性是這樣。
無意識
心的狀態
推動潛意識。
潛意識
雖然察覺不到，
卻是行動與思考
的根源。

在「香氣的心理分析」療程建立之前，剛開始詢問當事人對香氣的印象時，我還不確定這些印象是否真的代表對方內心深處的聲音。

不過，聽到某位客人形容「安息香」甜美的香氣：「彷彿受到溫柔的擁抱，令人產生依賴感……」，我確信「這的確是內心的想法與願望，表現在潛意識裡」。

我想在當事人內心深處，的確「想對某人撒嬌、依賴」。由於當事人希望在「潛意識」中解決自己的煩惱與課題，所以「無意識」會選擇具有這種效果的精油。

這是因為不論我們在顯意識有多嫌棄、否定自己，潛意識仍然會繼續支持。

但是在「香氣的心理分析」療程中，我們不會向當事人解釋「你的潛意識這麼說」，或是「這是你的無意識」。儘管如此，還是有許多客人覺得這能「提升自我肯定」，我想對方的確能感受到內心一連串的變化。

還有一件事對於「香氣的心理分析」很重要，那就是「要由當事人自己說出心中的話，也就是將潛意識語言化的是本人」。

客人往往會使用「特別打動自己的言詞」，芳療師並不知道那是什麼。只有當事人會對這些話有所反應，內心會有所觸動，並接受這些能夠肯定自我的句子。

「指導」與「諮詢」的差異

接下來要探討「指導」與「諮詢」。

在前面已提過，芳療與心理學適合搭配，而且這兩者的組合很容易讓人接受，除了「香氣的心理分析」之外，還有各種各樣的方法。不過，「香氣的心理分析」與其他療程的最大差異，在於它是藉由「詢問」引導出潛意識的想法。

在進行「香氣的心理分析」時，當事人對於提問的感想，每每令我感到意外。「光是回答問題，想法好像漸漸越來越清楚」、「我覺得這樣的提問很厲害」、「我覺得這些問句裡隱藏著祕密」，正如大家的心聲，芳療師逐一提出的問題，在療程中具有相當重要的作用。

最近我這樣介紹「香氣的心理分析」：「這種療程其實是相當深層的指導。」各位可曾聽過「指導」這個詞？除了指運動時的訓練，過去駕馭四輪馬車時使用的馬鞭也曾是同義字。後來漸漸地表示指導者或指導這件事。

「coaching」意謂著訓練、輔導。定義是「確立方法，藉由詢問進行對話，促進自發性的行動」。所以「香氣的心理分析」本身就是指導。不過跟一般指導的差異，就是當事人可以不明講問題與煩惱，芳療師也可以不加開示。因為「香氣的心理分析」目的並不是「解決問題」。關於這點，後面將會詳細說明。

就算當事人說「我不知道自己的煩惱是什麼，只是隱隱約約有某種感覺……」，「香氣的心理分析」也能讓煩惱與問題更明確清楚，這跟指導技巧有很大的關係。

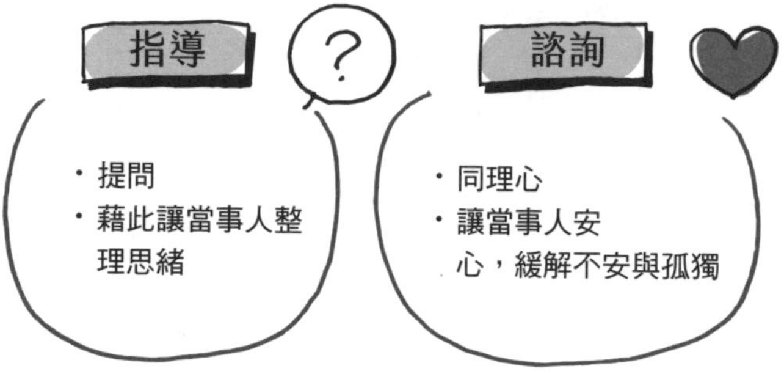

一般人只要聽到詢問就會回答，就算問題難以回答，也會試著思索答案。這一連串的腦部活動，對於整理思緒很有幫助。再加上嗅聞精油，可以讓腦部更活化，使回答驚人地流暢。

而且「香氣的心理分析」療程中還加上了「諮詢」的技巧。

前面曾經提到，我在學生時代學過「諮詢」技巧，當上班族時曾兼任心理諮詢。一般人對於所謂「諮詢」應該都很熟悉，而「諮詢」的普通定義應該是「運用專門知識、技術，對求助者的問題與煩惱提供協助」。

「諮詢」最主要的特徵是「同理心」。透過體會當事人的心情，讓對方安心，緩和不安與孤獨的感受。

我認為在從事諮商時，最重要的是讓當事人知道「沒有人會否定你」。所以在「香氣的心理分析」療程中，前提是對當事人所說的話全部回答「Yes」。

譬如在詢問「這種精油讓你聯想到男性？還是女性？」時，如果當事人回答「不是人類，是精靈」，不要表現出驚訝的樣子，要抱持尊重對方想像力的態度，包容地回應「是精靈啊」。

人受到肯定以後，就會敞開心扉。在當事人陸續說出的話語中，蘊含著有意義的訊息。所以「香氣的心理分析」融合了指導與諮商的技巧，是種深入的療程。

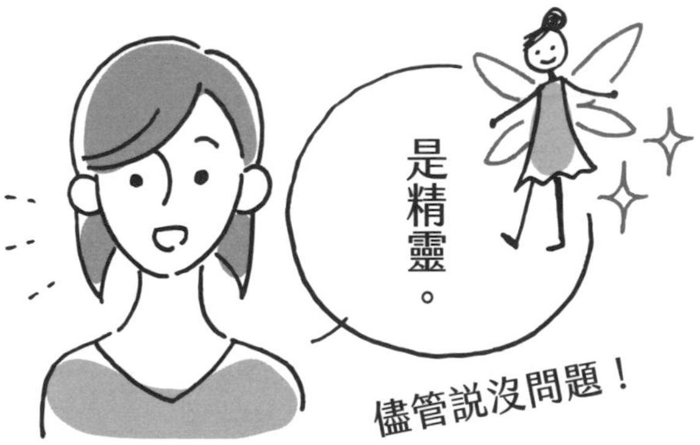

只要改變行動，命運就會有所不同

最後要來說明「行為學」。

跟柴契爾夫人所說的話道理相同，那就是「只要改變想法，行動也會跟著改變，如果行動改變，命運也將有所不同」。

這裡所謂的行動，是指當事人說出自己的話。

對於當事人所選擇的精油，如果芳療師只是傳達訊息，那麼只要把精油檔案的資料卡或手冊交給對方就行了。但是這麼一來，就不能算是「香氣的心理分析」。

我們會請客人自己說出對精油的印象與聯想。這些話不是一般常聽到的「聞起來很香」、「令人感覺很放鬆」這類評語，而是希望當事人在精油裡創造出屬於自己的世界，這點非常重要。

初次接觸到「香氣的心理分析」的人，剛開始會對問題的內容摸不著頭緒。

「這種香氣會讓你聯想到什麼顏色？」、「感覺像是男性？還是女性？」、「這個人幾歲？」、「職業是什麼？」、「這個人穿著什麼樣的衣服？」、「旁邊的人是誰？」、「正在什麼樣的地方？」等……

芳療師按照一定的節奏逐一提出問題。不過，當事人聽到問題後立刻回答，心中對於精油香氣的具體印象也隨之改變。這些印象或許是明快、平穩的，也可能是沉重、深奧的，藉由用自己的話表現，創造想像。我曾為超過三千名體驗者進行「香氣的心理分析」，但是從來沒聽過相同的想像世界。

在進行「香氣的心理分析」療程後，我深刻地感受到，「不論如何限制規定人的行動，都無法控制人的內心。」心永遠是自由的。

各位看到問題的內容就知道，在「香氣的心理分析」的提問中，是根據香氣想像人物，那彷彿在描述自己認識的人。試著去感覺香氣，與潛意識形成關聯，創造自由的世界，這正是「香氣的心理分析」的行為學。雖然看起來好像很單純，但對於一般人可能是難得的機會。因為在長大成人以後，恐怕只有藝術家能夠「將自己的感覺隨心所欲表現出來，不受限制」，其他人根本不被允許。

「透過自己的話獲得解放、讓自己的心更滿足」，這在指導的專門用語中，稱為「autocrine」，原本是生物學的名詞，日文翻譯為「自體分泌」，也就是細胞分泌的物質，對細胞本身產生作用。

自己所說的話滲入全身各個角落，對自己發揮效力，這既不是精油也不是芳療的影響，也不是因為他人的緣故，就是「自己」對「自己」的影響。這跟我在學生時代學到的「自我效能」有關，「自我效能」會讓人覺得「我可以做到！」。這也是「香氣的心理分析」最重要的效果之一。

具體實踐！為自己進行「香氣的心理分析」

那麼，接下來將為大家介紹如何為自己進行「香氣的心理分析」。

由當事人用自己的話，說出對於精油氣味的想像，就能解放潛意識。在接受「香氣的心理分析」療程的人當中，有人覺得「比占卜還靈」，的確如此。因為這不像占卜是根據統計數字，而是出自於自己的潛意識，更接近本身真正的想法。既然我們知道潛意識總是在支持自己，你是否感覺更有力量、更安穩？而且你一定會變得更喜歡自己。

首先，為了瞭解自己的潛意識與無意識，可以為自己進行「香氣的自我心理分析」，方法說明在後。當自己一個人陷入煩惱，找不到答案、不知該如何是好的時候，如果試著採用這個方法，可能會出乎預料地認識自己的內心，想出未來該如何行動與思考。

預先準備的物品

- 筆記本與筆
- 精油的檔案
- 精油六到十二瓶

使用精油的範例

- 高地薰衣草
- 橙花
- 沒藥
- 依蘭依蘭
- 白檀
- 佛手柑
- 乳香
- 胡椒薄荷
- 月桂
- 絲柏
- 玫瑰
- 廣藿香

在療程中會運用到六到十二種精油，精油的數量與種類沒有硬性規定。請選擇自己喜歡的精油進行療程。

我最後會交給當事人用精油製作的香水，所以會根據精油的揮發度先大致分類，請對方選三種，如果是為自己進行「香氣的心理分析」，只選一瓶也可以。建議剛開始先從六瓶開始，熟悉以後增加到十二瓶。

進階

從精油中選出一種自己喜歡的香氣。

請憑直覺選擇精油。選擇自己喜歡、中意的香氣，選好之後，對這種精油進「香氣的心理分析」。

首先請聞精油的香氣。接下來再依序回答以下的問題，把答案寫在筆記本上。

問題①「這種香氣會讓你聯想到什麼顏色？」

※如果一時想不出來，可以回答是暖色系或寒色系。

問題②「感覺偏向男性？還是女性？」

※假設無法聯想成人物的印象，請回答自己對風景或景色的想像。

問題③「這位女性（男性）目前大約幾歲？」

※不知道幾歲也沒關係。

問題④「這個人從事什麼工作？」

問題⑤「穿著什麼樣的服裝？」

問題⑥「個性如何？」

問題⑦「你還看見別的東西嗎？背景在哪裡？」

※或是問「除此之外你還看到誰？」

問題⑧「她（他）是第一次來這裡嗎？目的是什麼？」

問題⑨「周遭的人覺得她（他）是什麼樣的人？」

問題⑩「你想見這個人嗎？」、「如果遇到的話，你會做什麼？」

最後將逐漸擴大的想像收束起來。

提問解說

各位覺得如何呢？

這些「提問」有著非常重要的意義，以下就為大家依序解說。

問題①「這種香氣會讓你聯想到什麼顏色？」

問題②「感覺偏向男性？還是女性？」

問題③「這位女性（男性）目前大約幾歲？」

★詢問「顏色」、「性別」、「年齡」的原因

對於過去習慣依照心情與症狀使用精油的人，描述精油的「印象」剛開始一定會覺得很困難。為了讓大腦開始產生聯想，所以要提出這三個問題。

聽到詢問「顏色」，就算腦海沒有浮現對精油的印象，還是可以選擇是暖色系、寒色系。性別只需要二選一，所以也很簡單，不過也有人無法聯想到性別。

如果想不出性別，覺得是人以外的「天使」或「精靈」也可以。在年齡方面，不論是年輕或上了年紀都沒有問題。如果在這個階段感受到自由想像香氣的樂趣、覺得很好玩，接下來的聯想就會接連不斷。

問題④「這個人從事什麼工作？」
問題⑤「穿著什麼樣的服裝？」
問題⑥「個性如何？」

★詢問「工作」、「服裝」、「個性」的原因

目的是讓香氣的人物形象更鮮明，彷彿有動作、會說話，甚至還看得到表情。而且我們更期待這位想像人物（香氣）主動告訴當事人一些訊息。

問題⑦「你還有看見別的東西嗎？背景在哪裡？」 ※或是問「除此之外你還看到誰？」

問題⑧「她（他）是第一次來這裡嗎？目的是什麼？」
問題⑨「周遭的人覺得她（他）是什麼樣的人？」

★詢問「附近的景象」、「周遭的人物」的原因

如果持續針對固定的人物（或是景象）提問，漸漸地形象會過於僵化。這麼一來當事人就會脫離想像，回到現實世界，並且開始思索：「這個答案會不會很奇怪？」、「好像不太對？」，這並不是「香氣的心理分析」所樂見的狀態。一旦當事人開始有這樣的感覺，觀點與焦點都會隨之改變。

所謂的改變觀點，舉例來說，就像攝影機的「平移」（panning），取景從左到右、從右到左讓畫面水平移動。假設當事人的腦海浮現出某位女性的印象，但是覺得「除此之外沒有別的」，則可以試著詢問：除此之外還有誰在？那是什麼樣的地方？你還看到了什麼？

而另一方面，所謂「轉移焦點」，就像把攝影機的鏡頭拉近或推遠。譬如有位男性站在海岸看海，我們要把焦點放在海上。海是什麼顏色？海面是否平靜？或是放眼

整個情景。譬如「海究竟延續到哪裡？」等。像這樣轉移焦點，可以延伸對精油的印象，促成新的察覺。

我曾經讓前來參加講座的芳療師體驗療程，她把自己對精油的印象譬喻為「身穿和服的女性」。這位女性正在等公車，但是後來完全沒有動靜，儘管我試著引導她改變觀點「這位女性搭上公車以後，去了什麼地方？」但還是沒有任何動靜。

不過這具有深刻的意義。依我個人的看法，當事人覺得自己「應該要前往某個地方」，但是實際上內心「哪裡都不想去，根本不想動」。當我這樣分析給她聽時，她說「真的是這樣呢！」終於化解了僵持不下的局面。

而詢問精油象徵的人物正在什麼地方，身旁有什麼樣的人，有助於客觀地瞭解自身所處的狀況與環境。

問題⑩「你想見這個人嗎？」、「如果遇到的話，你會做什麼？」

★詢問「你想見這個人嗎？」、「如果遇到的話，你會做什麼？」的原因

詢問想不想見到這個人、遇到以後要做什麼？其實就是在問「你現在需要這種精油嗎？你對它的期待是什麼？」。

如果當事人回答「會想見到」，表示正需要這種精油，而且往往「正要開始展開實際行動」，面對自己回答的情景與狀況。

如果回答「還不想見到」，表示並不是不需要，只是自己不會主動尋求，如果精油主動招手就會想使用，兩者之間保持著這樣的距離。如果要將想法立刻付諸行動仍有些困難，恐怕還需要一點時間。

「如果遇到的話，你會做什麼？」這個問題的答案非常重要。所謂「如果遇到的話」，就是因為對象不在眼前。這個問題可以解釋為「如果用了這種精油，你會如何？」或是「這種精油能幫助你實現什麼？」。這個答案也就是現在你想藉由精油實現的願望，離潛意識非常接近。

★假設沒有人物出現代表什麼？

有時候當事人的印象裡沒有「人物」出現，只看到風景、景色。這時請依照下列順序試著提問。

「你看到的景象在哪裡？」、「你自己也在那裡嗎？」、「你是從哪裡看到的？」

※接下來將印象擴展為更具體、感覺得到光與風的場景。

「除此之外你還看見什麼？有其他人在嗎？」

「你會想去那裡嗎？去了以後想做什麼？」

問題到此暫時告一段落。

各位覺得如何？它會令人勾勒出什麼樣的想像？

不論是有人物出現，或是只看到風景，只要重讀筆記上的答案，就會明白你對精油的「印象」。也就是說，這種印象正是你的無意識，你真正的想法。所以請參考自己製作的精油檔案，試著比對精油的訊息與你對精油的印象。檔案中記載的精油特性與你所想像的精油作用一定有所關聯。譬如像這樣：

例：佛手柑

問「這種香氣感覺像什麼顏色？」　答「橙色」

問「性別是？」　答「女生」

問「年齡？」 答「十六～十七歲」

問「正在做什麼？」 答「學生，正在玩」

問「穿的服裝？」 答「迷你裙搭配T恤。看起來很活潑、可愛」

問「個性呢？」 答「表裡如一，很開朗」

問「現在正在哪裡？」 答「有草坪，感覺像是在球場」

問「現在正在做什麼？」 答「啦啦隊的練習」

問「身旁有其他人嗎？」 答「同伴」

問「她在啦啦隊裡扮演什麼樣的角色？」 答「雖然不是隊長，不過很會帶動氣氛」

問「你想見到她嗎？」 答「我想看看她」

問「如果見到了，你想做什麼？」 答「想跟她說話」

問「說些什麼呢？」 答「問她『妳現在喜歡做什麼？』之類的問題，想知道她對什麼感興趣」

問「她會怎麼回答呢？」 答「應該會笑容燦爛地回答『不管做什麼都覺得很有趣』！」

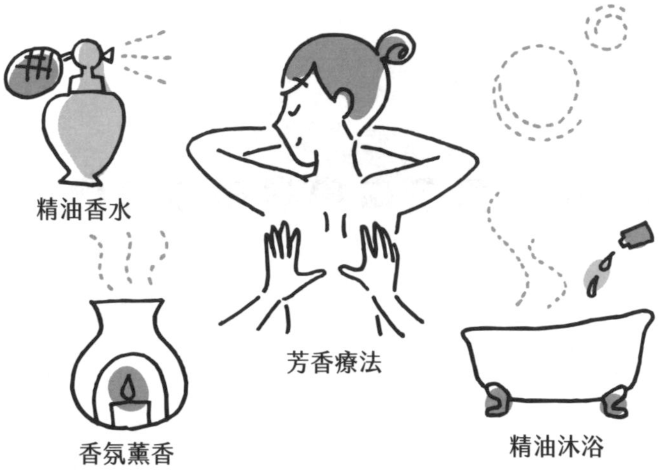

佛手柑在我的「精油檔案」裡的訊息是「從完美主義中獲得解脫」與「有失才有得」。在我對精油的想像裡，自己最喜歡的句子是「雖然不是隊長，不過很會帶動氣氛」。或許我自己過於執著，覺得非要擔起領導者的角色，有所作為。與其相比，在後方揮舞彩球喊著「加油、加油」，樂在其中或許也不錯。這位開朗又快樂的女孩告訴我「就算沒有很完美也沒關係。捨棄不必要的負擔吧！」各位可以想像這樣的畫面嗎？

只要把檔案連結起來，就能發現選擇這種精油的意義。這就是屬於個人的「香氣的心理分析」。只要聽到自己的心聲，就會察覺到「原來那是我內心的期待呀」、「過去我曾經想做這樣的事。」

所以沒有絕對非怎麼樣不可的道理。「只要使用了象徵人生方向的精油，就會朝目標前進」，這是「香氣的心理分析」帶來的啟示。

這麼一來，只要使用自己選擇的精油就好。我建議用自己選的精油做成香水，每天使用。除了精油香水之外，藉由精油沐浴、芳香療法、香氛薰香等方式也可以。在療程中，香氣會傳達「只要你使用這種香水，命運就會改變」的訊息。

最後在這裡，請大家試著回想在本章開頭引用的柴契爾夫人的名言：

注意你的想法，因為那遲早會化為言詞。
注意你的言詞，因為那遲早會化為行動。
注意你的行動，因為那遲早會化為習慣。
注意你的習慣，因為那遲早會化為性格。
注意你的性格，因為那遲早會化為命運。

香氣可以改變思考、改變言詞。接下來思考將發揮作用，人會忠於自己的話而活，行動也會漸漸地改變。也可以說是「改變選擇」，選擇過去想選卻沒有實現的抉擇，於是慢慢地就形成習慣、性格與命運。這不是指使用自己選的精油後，就會改變一切，而是指使自己改朝某個方向前進。

只要習慣了屬於個人的「香氣的心理分析」，我想接下來就會想試著與家人朋友分享。

為自己進行「香氣的心理分析」

現在立刻就來試著為自己展開「香氣的心理分析」吧。
次數與頻率沒有限制。

準備的物品

六瓶以上的精油、筆記本、筆、精油的檔案

方法

①憑直覺選擇一瓶自己喜歡的精油。
②依序回答下列問題，在筆記本寫下答案。
③對照之前製作的精油檔案，進行心理分析。

Let's TRY

問題①「這種香氣象徵的顏色，會是什麼顏色？」

（※如果一時想不出來，可以回答暖色系或寒色系）

問題②「這種香氣感覺像是男性？還是女性？」

（在想像不出人物時，請回答風景或景色）

問題③「這位女性（男性）大約幾歲？」

（年齡不詳也沒關係）

問題④「職業是？」

問題⑤「衣著呢？」

問題⑥「個性如何？」

問題⑦「你還看見了什麼？背景在哪裡？」

（※或是問「你還看見其他人嗎？」）

問題⑧「他（她）是第一次來這裡嗎？來做什麼？」

問題⑨「在周遭的人眼中，他（她）是什麼樣的人？」

問題⑩「你想見到這個人嗎？」、「如果見到了想做什麼？」

徹底實踐！為他人進行「香氣的心理分析」

接下來，就為大家介紹如何替他人進行「香氣的心理分析」。

基本上進行的方法跟自我分析幾乎相同。要是想像我一樣製作香水送給對方，一種精油還不夠，要請當事人選出三種精油，再加以混合。

不過，在為他人進行「香氣的心理分析」時，有一點要請各位注意，那就是「跟當事人想著同樣的景象」。

這一點非常重要。在療程中提出的問題，沒有正確答案。目的只是儘量讓對方發揮想像，漸漸看清內心的世界。既然如此，提問者也應該在腦海中勾勒相同的景象。當你聽到對方說「我看見藍色的海」，這時當事人所看到的海，究竟是從天空俯瞰，從沙灘遠看，還是從船上眺望？那是夏天的海，還是冬天的海？只要有一項條件不同，腦中浮現的景象就會跟當事人有所出入。

所以不只是問問而已，請抱持著「為了理解對方的想像而提問」的心態。如果當事人回答「我無法想像」，請仔細地反覆詢問，不論是多麼微不足道的小事都可以，試著引導出當事人的想像。如果想像很模糊，療程也不會有太大的效果。當然，詢問者的包容也很重要。

在所有的問答完成後，請依照下列步驟給予建議。

【步驟❶】說明選擇精油的藥理作用、一般的使用方法

例「『高地薰衣草』有鎮痛、鎮靜、降血壓、療傷、緩解肌肉痠痛等作用、安眠效果也很有名」等。

【步驟❷】整合當事人想像的場景。由於對方是想到什麼就說出來，所以有時不記得自己說過什麼。

例「我來整理一下你對這種香氣的印象。感覺像是二十幾歲的女性，她正在法國的小農莊摘葡萄。這些葡萄準備用來釀酒，堆放在歷史悠久的釀酒廠。她對自己的工作很自豪，希望有一天能成立自己的酒莊。如果遇到她的話，你想好好跟她聊未來的展望。你想問她：為什麼要這麼努力？她的答案是：對於喜歡的事，投入的心力沒有止境。」

【步驟❸】從精油的檔案中，選出最重要的訊息。大約告知幾則當事人最需要的項目就好。如果全部說出來，對方恐怕會因為資訊量過多無法吸收。可以視當事人的情形稍做調整。

例「薰衣草象徵著『重拾原來的自己』的意思。」

【步驟❹】找出當事人對於香氣的印象，與精油檔案訊息之間的關聯，告知精油對當事人所傳達的訊息。這就是「香氣的心理分析」，所以相當重要。

例「在葡萄園工作的女性，夢想著有一天要建立自己的酒窖，她正在為這個夢想努力。薰衣草透露的訊息是『重拾原來的自己』；我認為這或許表示你想跟這位女性一樣，『為自己感興趣的事而努力』，這才是真正的你。」

要注意的是，如果在【步驟❸】沒有傳達精油象徵的訊息，到了【步驟❹】開始分析，可能會給當事人一種印象「這究竟是什麼？占卜？還是預言？」所以請確實地完成每一個步驟。

有時候，當事人對於香氣的想像可能「缺乏靈感」，這個時候，可以根據【步驟

❸】「從檔案中告知必要的訊息」，試著告訴對方精油象徵的幾種意義。然後接著詢問「這些訊息有沒有帶給你一些啟發？」，試著將「香氣的心理分析」進展向前推。芳療師在這個時間點，還不曉得當事人的煩惱與問題，所以也不清楚怎樣回答才算正確答案，說不定會說出幫不上忙的解答；不過這段過程的目的，並不是為了直接解決種種困擾。

將當事人內在的心聲、潛意識告訴「本人」就好。

只要能指引思考的方向就成功了。

「香氣的心理分析」的存在價值

先前已經提到，「香氣的心理分析」的目的並不是要解決當事人的煩惱與問題。

那麼，我們究竟是為了什麼原因與目的，而實施這種療法呢？

在第一章曾經介紹「香氣的心理分析」如何誕生，不過其中其實包含著我自己「喜歡品酒」的要素。在品味葡萄酒時，會以「彷彿踏在秋日滿地枯葉時散發的氣息」、「像巧克力般帶有微苦的香氣」之類的方式描述酒香。有一天我忽然想到：「為了讓當事人以自己的話說出對精油的印象，能不能把品酒的表現方式運用在精油上？」因為這樣的靈感，我開始請當事人用形容詞表現香氣。

當時我也常要求芳療課程的學員形容精油的特色，有一次，某位學員舉例說：「這種氣味很強烈……但是也很溫柔。彷佛像蕾絲面紗般溫柔。」於是其他的學員也紛紛表達感想，像是「我知道了~就像個看起來體格很強壯的人，在為小朋友們種植花草」！

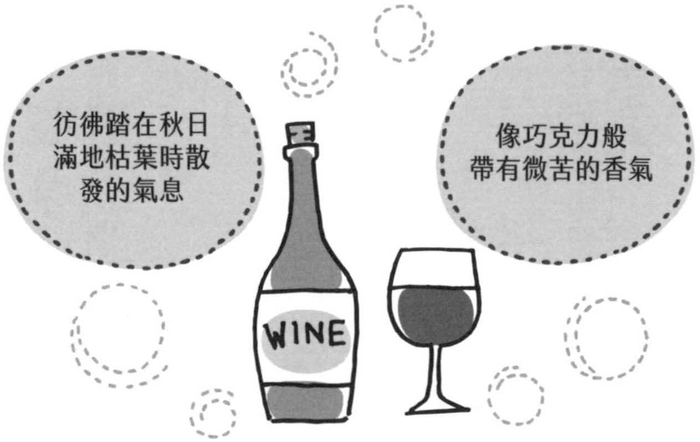
彷彿踏在秋日
滿地枯葉時散
發的氣息
像巧克力般
帶有微苦的香氣
WINE

順帶一提，這種精油叫作「德國洋甘菊」。許多人無法適應它獨特的香氣，不過它可以改善異位性皮膚炎或過敏造成的發癢症狀。雖然香氣並不吸引人，但是藉由接觸德國洋甘菊精油可以抑制發炎，的確符合「蕾絲面紗」的印象。

正是以這段插曲為契機，我加上「你覺得這種精油的化身，會是什麼樣的人？」的提問。不只是為了引起當事人的興趣，這種印象跟精油的作用會產生不可思議的連結，其實真的很有趣。

有一天我照例詢問芳療課程的學員，對精油有什麼樣的印象，某位學員說起精油象徵的人物時，不自覺流下眼淚。邊哭邊說：「什

精油的檔案 ❼

德國洋甘菊 *German Chamomile*

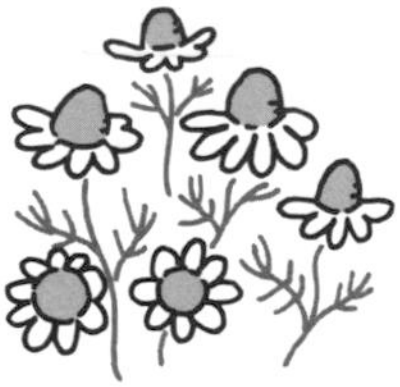

學名：Matricaria recutita

科名：菊科

萃取部位：花

萃取方式：水蒸氣蒸餾

注意焦點：精油的顏色是藍色。如果以脈輪譬喻，象徵著第五脈輪

訊息：「說不出想說的話」、「自我表現」

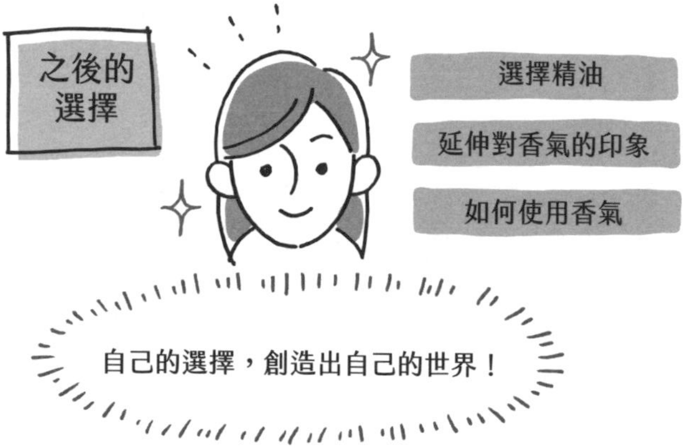
之後的選擇
選擇精油
延伸對香氣的印象
如何使用香氣
自己的選擇，創造出自己的世界！

麼樣的人物……就跟我一樣。」這時我確信「人物象徵＝當事人自己」，於是我再次瞭解到「用自己的話形容精油」這件事的確有意義。

「這種精油具有這樣的意義，選擇這種精油的人通常會遇到這樣的問題。」如果芳療師只是傳達這類訊息，就不會如此打動人心。當事人用自己的話訴說腦中浮現的畫面時，隱藏在內心深處的喜悅與感動、悲傷與溫柔都會湧現。在延伸對精油的想像的同時，我想這份情感也同時獲得淨化、繼續增長。

在「香氣的心理分析」療程，從選出精油、延伸對香氣的印象，到將來如何使用這種香氣，整個過程都是由當事人的選擇推動。

也就是說，整段療程會令人深切地感受到，是當事人本身的選擇決定了自己的世界。

面對煩惱，並且加以淨化、昇華。而決定接下來「該做些什麼呢？」的人是自己，所以應該要察覺到自己就是人生的主角，而且要相信自己的選擇，繼續前進。

我想「香氣的心理分析」在這方面有相當重要的存在價值。

「觸及他人內心」的自覺

在前面的篇幅已說明「香氣的心理分析」的實踐方法與魅力；但因為我真的很想談論這個主題，所以增加了這一小節。

正如前面所提到的，我在大學時代專攻心理學，也曾在夜間兼任心理諮商師，由於過去這些經驗，當我得知精油竟然這麼容易就能打開人們的心扉，覺得非常訝異。

「打開心扉」這件事，即使本人刻意地想配合，也很難做到。儘管如此，香氣卻能輕易地展現出一個人的內心深處。我受到芳療的這個特色吸引，在熟悉療程之後，我曾經對客人說過這些話：

「你所選擇的精油，帶有這樣的涵義。」
「你現在可能正為了這一類問題而煩惱。」
「在內心深處，你或許並不喜歡目前的生活方式。」
「我不知道精油原來有這樣的涵義，真有意思呢。」
「真的是這樣，好厲害。」

雖然大部分的當事人都很高興，不過有一次我跟平常一樣，告知對方精油象徵的意義，原本和顏悅色跟我對話的客人，竟然氣沖沖地掉頭離去。

「什麼？我只是喜歡這種氣味而已，可沒這樣的想法！」對方以強烈的語氣表示反對。如果當時立刻道歉就好了，可是我卻急忙自圓其說「就是喜歡，所以會選出來。在選擇的當下，你潛意識的想法已發揮作用」。當然，這麼說無法重拾對方的信任，這位客人再也沒有出現在沙龍過。當時我所得到的教訓，即使在現在「香氣的心理分析」療程中，依然能派上用場。

換句話說，碰觸他人的內心，並不是件容易的事。

即使運用到精油、能夠借助有效的心理分析方法，仍然不能小看「觸及他人的內心」這件事。人心有些東西，隱藏在自己都不願意正視的角落。如果不經意地浮現，未必能正視面對。像我就沒有自信。所以依照順序提問，漸漸揭開心靈的蓋子很重要。

在「香氣的心理分析」中，以「當事人的話」作為打開心扉的鑰匙，因為是由心的主人自行開啟，所以能緩和震驚的感覺。

而且還有一個相當重要的重點，那就是回覆當事人時，要告知精油的藥理作用、心理作用等訊息。如果心想「簡單的精油知識，大家都知道」而省略，那就錯了。這個過程是芳療師與客人建立信賴關係的重要階段。客人在療程中被問到對精油的印象，有些人會感到懷疑「這究竟在做什麼？」，雖然依照要求回答，但是卻心想「真的沒問題嗎？」抱持不信任的態度。

如果芳療師好好地說明精油，客人會覺得「啊，這個人對精油很專業」、「你真的對精油很瞭解」，可以加深對方的信賴。

要觸及他人的心靈並不簡單。正因為彼此建立了信賴關係，所以對方願意讓你碰觸內心。沒有「我是在進行『香氣的心理分析』所以一定沒問題！」這回事。在為他人進行「香氣的心理分析」時，一定要抱持「觸及他人心靈」的自覺，因此必須意識到，要好好建立與客人之間的信賴關係。

「香氣的心理分析」

現在就試著為他人進行「香氣的心理分析」吧。

準備的物品

三瓶以上的精油、筆記本、筆、已完成的精油檔案

方法

①請對方憑直覺選出三種精油（一種也可以）

Let's TRY

②針對每一種香氣，提出跟「香氣的自我心理分析」同樣的問題。
③對照精油檔案，展開心理分析。
④依照下列順序告知結果。

【步驟1】
說明對方所選的精油有哪些藥理作用，以及一般的使用方法。

【步驟2】
整合對方對精油的印象。

【步驟3】
從精油的檔案中，選出幾則最重要的訊息告知對方。

【步驟4】
對照精油的檔案、訊息，與客人對精油的印象，找出其中的關聯，告知精油對當事人傳達的訊息。這個步驟相當於「分析」，非常重要。

療程實例

療程的進行【實例】

接下來將為大家介紹我所參與的「香氣的心理分析」實例。因為我會製作香水，所以請對方選三種精油。通常選出一種精油大約要花五分鐘。請參考以下的步驟。

香氣的心理分析

療程實例（客人S・A）

將十二瓶精油排列在一起，請當事人選出最喜歡的三瓶精油。

在這一天，客人選的三種精油是「薔薇木」、「依蘭依蘭」、「廣藿香」。

選出第一瓶精油「花梨木」

問「這種香氣給妳的印象是什麼顏色？」答「彷彿像櫻花般，令人喜愛的粉紅色。」

問「感覺像是男性或是女性？」答「像女孩。」

問「那她大約幾歲呢？」答「五歲。」

問「是個什麼樣的孩子呢？」答「金髮碧眼，白皮膚。」

※「什麼樣」的詢問方式，可能會帶來各種各樣的答案。

就像這個案例，有人可能會描述外表，也可能會提及職業或個性。

問「她來自哪個國家？」答「法國或英國……歐洲。」

※從「金髮碧眼」可以確定這個孩子不是日本人，所以詢問是哪一國人。

問「她穿著什麼樣的服裝？」答「連身裙。」

問「什麼樣的連身裙呢？」答「有燈籠袖，從腰部以下變蓬鬆的裙子。」

※根據「連身裙」給人的感覺，可以確認對方是否看到這個女孩。

問「背景是現代嗎？」

答「稍微再早一點。不，有段時間了。那是紅髮安妮的時代。」

※從服裝判斷應該是過去的時代，一問之下果然是過去的人。

所以她不是當事人現實生活中認識的人。

問「她是什麼樣的女孩呢？」

答「帶有透明感，很輕盈，笑容很可愛，很容易跟人親近。如果她笑著跑過來，大家都無法抗拒。」

※再次詢問是「什麼樣」的女孩，這時形象比剛開始更具體。

除了容貌以外，性格與人格特質也都變得更鮮明。

問「附近有其他人在嗎？」 答「這孩子面帶微笑地接近周遭的人。」

※因為角色變得更具體化，所以浮現的想像也跟著改變。

問「她為什麼這麼做呢？」

答「因為看到周遭的人有些沮喪。她看著這些人的臉，一一詢問『你還好嗎？你快樂嗎？』這麼一來，大家彷彿通電般展現笑容。」

問「她是有意識這麼做嗎？」 答「她天真無邪，靈巧地詢問大家。」

問「妳對這個女孩的感覺？」

答「非常可愛。很輕盈彷彿沒什麼煩惱。彷彿被她的指尖碰觸到以後，心情就會改變。」

【步驟❶】說明第一瓶精油「花梨木」的效用、一般使用方法。

「花梨木精油含有萜烯醇類，具有抗菌、抗病毒、抗真菌等作用，能抑制微生物生長，並有免疫賦活作用，可以預防感冒與緩解小兒感冒。另外對於神經衰弱、神經疲勞據説也有幫助，還有幫助放鬆的作用。」

【步驟❷】整理當事人對精油的印象，告知對方。

「感覺像是時代稍微早一點的歐洲女孩，大約五歲。笑容很可愛，喜歡跟人親近，對於感覺稍微有點憂鬱的大人們，她會看著他們的臉，問『你還好嗎？』、『開心嗎？』，彷彿像電流通過電燈一樣，只要被她用手指點過，心情就會變得明亮起來。」

【步驟❸】傳達精油檔案包含的訊息。

「據說花梨木精油有『拯救遭受漠視與虐待的孩子』、『建立兒童的避風港』的意義。同時也象徵著從蛹化為蝴蝶般的『蛻變』或『變身』。」

【步驟❹】對照當事人對精油的想像，與精油本身傳達的訊息，進行分析。

「這種香氣屬於尋求避風港的孩子，但是這樣的孩子也照亮了大人，感覺相當開朗。這個孩子讓當事人S振作起來；或者說，帶來希望。就某種意義來說等於『指導者』，或許就像『精神導師』一樣。這個孩子似乎象徵著當事人S的自我。

因為這種精油還隱含蛻變的意思，或許這指出當事人該改變自己的舞台，發揮真正的自我？這正是個新的時期，實現自己應該做的事。」

選出 第二瓶精油「依蘭依蘭」

問「妳對這種香氣的印象是什麼顏色？」 答「橙色。」

問「感覺像是什麼性別？是男性，還是女性？」答「女性。」

問「年齡大約是？」答「約四十出頭。」

問「她是什麼樣的女性？」

答「似乎在南方的島嶼。她把黑色的捲髮綁成一束。感覺帶有拉丁風味！」

※「什麼樣」的問法，會得到各種各樣的答案。

有人會描述外表，也有人會回答職業或個性。

問「她正在做什麼？」答「跳舞。」

問「跳舞有任何目的嗎？」

答「她在海島的岩岸獨自跳舞。有人彈樂器，好像也有觀眾欣賞。」

※想像著年約四十幾歲，帶有拉丁風格的女性在南方的島嶼跳舞時，背景不可能是在舞廳或發表會這類場合。所以我想詢問目的。

問「她為什麼要跳舞？」

答「感覺好像是因為喜歡所以跳舞，但似乎還有什麼別的原因。周遭的人也想看她跳舞。附近的男性似乎很開心地演奏著音樂。她是位帶有異國風情的美女。」

問「妳看了以後有什麼樣的感想？」

答「雖然有點孤寂，但是很美。我並不討厭。感覺她對舞蹈很有熱情。」

※到了這裡，當事人沒有直接回答問題，而是在說這位女性散發的氣質。這應該是開始看見具體形象的徵兆。

問「妳曾經實地看過這種舞蹈嗎？」 答「我曾經在想像中看過。我也想親眼目睹呢。」

問「什麼時候會想在現場觀賞？」

答「當我需要鼓勵時。因為我會覺得自己彷彿完全受到包容。」

【步驟❶】說明第二瓶精油「依蘭依蘭」的效用、一般使用方法。

「『依蘭依蘭』這個名字在菲律賓塔加洛語是『alangilang』，帶有『花中之花』的含意。而以依蘭依蘭花朵萃取的精油，根據帕拉塞爾蘇斯的『特徵類似說』會對頭部產生作用，所以有鎮靜、抗憂鬱、維持神經平衡等效果，甚至還有催情作用。另外，由於依蘭依蘭的花朵也象徵著女性，所以一般認為會讓女性特質更明顯。」

【步驟❷】整理當事人對精油的印象，告知對方。

「這種精油就像在南方島嶼獨舞的四十幾歲女性。在她的四周有人，另外也有人負責演奏，不過她只是出於自己的興趣所以跳舞。這位女性帶有異國情調的美感，雖然她希望周遭的人也跟著起舞，不過看來只有她一個人在跳舞。她的舞姿看起來很寂寞，但是很美。當你覺得需要鼓勵時，會想在現場觀賞舞蹈。理由是覺得自己彷彿完全受到包容。」

【步驟❸】傳達精油檔案包含的訊息。

「這種香氣令妳聯想到南方島嶼，這或許象徵著遠離日常生活的假期，甚至帶有逃避現實的意味。」

【步驟❹】對照當事人對精油的想像，與精油本身傳達的訊息，進行分析。

「雖然提到逃避現實，但是與其說是逃避，不如說想去跟現在不同的地方，我們不妨定義為『重新開始』。就像這位女性一樣，彷彿受到神明附身，既不是因為他人指使也不是為了誰，只是為了自己、為了追求自我實現而跳舞。」

選出 第三瓶精油「廣藿香」

※通常在我的療程中，不會針對第三瓶精油多加詢問，只會告知當事人精油傳達的訊息。以下列出詢問的案例。當然，如果像這樣繼續問第三瓶精油也可以。

問「妳對這種香氣的印象是什麼顏色？」 答「咖啡色。」

問「感覺像是什麼性別？是男性，還是女性？」 答「女性。」

問「年齡大約是？」 答「六十幾歲。」

問「是位什麼樣的女性？」 答「裹著頭巾，看不清楚臉，可能是算命師。」

問「她會進行哪一類的占卜？」 答「像巫師一樣，傳達神的旨意。」

問「有什麼樣的人來見她？」 答「階級很高，是登上王位、治理國家的人。」

問「人們對她的評價如何？」 答「幾乎把她當作神一樣，連國王都不敢違抗她。」

問「她如何看待自己的工作？」

答「那是歷代祖先傳承下來的職務，因此她抱持著使命感，與個人喜好無關。」

問「妳想見到她嗎？」**答**「我想見見看。」

問「如果遇到了，妳會做什麼？」**答**「我想請她預測我的未來。」

問「你覺得她會告訴妳什麼樣的答案？」

答「她會說『不要猶豫，按照自己的想法行動』！」

【步驟❶】說明第三瓶精油「廣藿香」的效用、一般使用方法。

「這是從唇形科植物葉片萃取的精油，先經過一次發酵，再藉由水蒸氣蒸餾法萃取油。在亞洲已有相當悠久的歷史，具有良好的防蟲效果，過去曾作為絲綢的防蟲劑。同時也有促進消化的作用，據說有助於避免飲食過量。由於有類荷爾蒙作用，所以雌激素依賴型病症患者在使用時要注意。」

【步驟❷】整理當事人對精油的印象，告知對方。

「感覺像是六十幾歲的女性，彷彿薩滿巫師般的占卜師。她的角色是將神的旨意傳達給君王或統治國家的人，所以連君王都不敢忤逆她。而這項職責是歷代祖先傳承下來的使命，她並沒有因此特別感到喜悅。如果妳遇到她的話，想請她占卜自己的未來。她會告訴妳『不要猶豫，按照自己的想法行動』！」

【步驟❸】傳達精油檔案包含的訊息。

「廣藿香象徵的意義是『靈魂與肉體的統一』。妳的肉體無法實現靈魂的願望，或許接下來該付諸行動了。可能代表著這樣的訊息。」

【步驟❹】對照當事人對精油的想像，與精油本身傳達的訊息，進行分析。

「如果想以肉體實現靈魂的願望，就要照薩滿巫師般的占卜師所說的，『不要猶豫，按照自己的想法行動！』」

統合三種精油象徵的意義

以下就來整合第一瓶精油「花梨木」與第二瓶精油「依蘭依蘭」、第三瓶精油「廣藿香」象徵的意義。如果當事人選擇了多瓶精油，就必須告訴對方整合過後的意義。

「第一瓶精油『花梨木』，表現出為了溫暖周遭人們的心，展現出天真無邪的舉動，藉此建立自我，轉往下一個舞台。而第二瓶精油『依蘭依蘭』正好完全相反，是位純粹為自己而舞的成熟女性。這似乎展現出當事人的雙重性。雖然讓周遭的人覺得『妳只是為了實現自己的興趣』，但其實妳可能希望其他人跟著一起參與？而最後的『廣藿香』，則傳達出為了實現靈魂的願望，不要猶豫，該按照自己的想法行動！

為了讓其他人跟著一起加入，需要像孩子般純真開朗，妳知道必須點燃每個人心中的光亮。或許這就是S．A真正的角色，以及存在的價值、內心想實現的願望。」

用三種精油調配香水

最後混合三種精油，做成香水交給當事人。

藉著用這些精油調配而成的香水，每次聞到香氣時，就會想起這些訊息。只要想起精油傳達的訊息，接下來所說的話或行動，一定會有所不同。透過這些微小的細節，將漸漸地接近更美好的未來。

實例解說

從【步驟❶】到【步驟❹】，告知當事人精油的效用與使用方法，與對方建立信賴關係，同時拉近彼此的距離。過程一定要依照【步驟❶～❹】的順序。

許多學員對於精油印象的詢問，似乎覺得「不知道想像該延續到什麼程度，也不曉得該怎麼結束」。建議試著先共同想像當事人所勾勒出的人物（景色），在對方似乎對象徵的人物（風景）有所感悟，或是能客觀地描述這位人物（或風景）時，到此為止。

最重要的是，【步驟❹】的內容會隨芳療師而有不同的解釋。這就是身為精油翻譯師必須完成的重要工作。最重要的並不是如何解釋，而是讓當事人自發性地瞭解到，「自己的話透露出什麼，而這些內容有什麼樣的意義。」所以「香氣的心理分析」的解釋並不是絕對的。如果當事人覺得「我真的不知道……」，芳療師跟著一起想也沒關係，即使這樣還是想不出答案也無妨。不是由芳療師單方面地把進度向前推，而是跟當事人確認後再繼續，達成彼此都能接受的療程。

香氣的心理分析　問與答

以下為大家解答關於「香氣的心理分析」，由許多芳療師提出的疑問。

Question 1

任何人都可以為他人進行「香氣的心理分析」嗎？

Ⓐ 可以，沒問題。我們也有舉辦「香氣的心理分析師養成講座」，不過並不是只有上過課才能執行。在為他人分析前，必須先建立「精油的檔案」，留意精油代表的訊息。要是沒有「精油的檔案」，就無法為自己或他人進行「香氣的心理分析」。

Question 2

一定要用到十二瓶精油嗎？

Ⓐ 要準備幾瓶都可以。不過，如果要請對方選擇三種以上的精油，就應該要準備得更多。就算對方只選出一種精油也沒關係。因為沒有規定，所以請找出適合自己的做法。不過，請一定要製作「精油的檔案」。

根據我的經驗，精油種類過多或太少，都會降低當事人的滿意度，這一點請注意。

Question 3

在療程結束後，一定要給對方用精油製作的香水嗎？

Ⓐ 沒有製作香水給對方也沒關係。我會調製香水的原因，是希望對方在日常生活中接觸這些氣味，回想起在療程中察覺到的事。只要想到的話，就會改變自己的言

行，可能會讓自己的未來更光明。

在療程結束後，想立刻「透過『香氣的心理分析』改變行動」恐怕有些困難。不論透過什麼樣的形式，只要準備某類道具，像是手工藝品或是薰香器，幫助客人體驗當天選擇的精油，我想這都會促使對方的改變與再訪。

Question 4

「香氣的心理分析」療程的長度約幾分鐘，效果最好？

Ⓐ 對於一種精油的問與答，原則上必須要反覆進行，直到芳療師與當事人能浮現相同的意象為止。不過如果問答持續十分鐘以上，彼此的專注力都會降低，所以最好儘量讓一種精油控制在十分鐘以內。

Question
5

詢問「你對這種香氣的印象是什麼顏色？」時，如果客人對於顏色的描述很詳細，芳療師該如何應對？

Ⓐ 關於顏色、性別、年齡的問題，除了讓芳療師掌握想知道的訊息，也是讓當事人進入「意象的世界」的準備過程。遇到詳細說明的客人，芳療師只需要放鬆心情知道「對方需要這樣的準備工作」就行了。

Question
6

在療程中，提問的速度最好保持什麼樣的頻率呢？

Ⓐ 請儘量保持良好的節奏提問。「香氣的心理分析」目的是讓當事人自由發揮對精油的想像，如果對方花了太多時間思索，答案就不是出自潛意識，而是經過思考

後得到的結果，無法引導出潛意識的訊息。而且如果想得太深入的話，可能會限制想像。要是當事人覺得「想不出來」，可以改變問話的方式，或是舉例讓對方更容易回答，進入下一個問題。

請注意不要讓當事人陷入思考。

Question 7

有時候自己對客人想像的風景會想知道得更多，不小心涉入過深。這時該怎麼辦？

Ⓐ 與當事人「想像同樣的風景」雖然重要，但提問的目的是引導出對方的潛意識，並化為語言。

芳療師除了分享客人內心的風景之外，不涉及其他事情，因為作為精油翻譯師，讓自己維持作為提供指引的角色很重要。

Question 8

當事人對精油展開想像之後，香氣的印象竟然出現真實世界的人。想像與現實混在一起，分不出什麼才是潛意識。

Ⓐ 請試著以精油名稱為主詞提出問句，像是「你對薰衣草的印象是什麼顏色？」。引導對方在意象的世界中，繼續想像看得見的東西，譬如「你在薰衣草周圍看見了什麼嗎？」，讓問答順利地進行。

Question 9

如果當事人在「香氣的心理分析」療程中毫無靈感，芳療師究竟該怎麼辦？

Ⓐ 隨著時間過去，對方可能會想到什麼，所以不要急於做出結論。可以告訴對方「晚一點你可能會想到，請先試著繼續使用香水（香氣）」，讓療程持續到最後。

Question 10

當事人雖然選擇了喜歡的精油，但是卻想不出香氣的印象，這時應該要怎麼辦？

Ⓐ 有許多人都不擅長發揮自己的想像。如果改變問話的方式，對方還是覺得「我想到的就只有這樣了」，此時可以先把這個問題告一段落，依照平常的順序完成「香氣的心理分析」療程。就算當事人浮現的意象很簡單，還是可以繼續聯想。

Question 11

如果精油傳達的訊息與客人對香氣的印象似乎沒有關聯，該怎麼回答呢？

Ⓐ 在「步驟❸」已經從精油的檔案告知相關訊息，到了「步驟❹」請誠實地告訴對方「這種精油包含著這樣的訊息，但是我看不出它與你對精油的印象，有什麼關聯」。或是試著詢問客人「您聽到精油傳達的訊息後，有什麼樣的感覺呢？」說不定當事人自己會察覺到什麼。

Question 12

我對於客人所回答的精油印象，與精油傳達的訊息，無法妥善地分析、連結，提供令人滿意的答覆！

Ⓐ 只能一次又一次試著分析，漸漸地掌握要領，並且重新檢視「精油的檔案」，使內容更豐富、更有深度，讓自己對精油更瞭解，足以面對各種各樣的案例。

Question 13

由於在療程中讓客人敞開心扉，後來對方的話變得沒完沒了，我該怎麼辦？

Ⓐ 在一開始就說明時間安排，在桌上擺著時鐘，試著提醒對方超出時間將加收費用等，這樣的策略或許能派上用場。

Question 14

我在療程結束後與客人閒聊，常常變得也像是在為對方分析。這樣是不是不太好呢？

Ⓐ 如果在閒聊中順便幫客人分析，就會變成無法在一定的時間內完成療程。只要抱持著芳療師的自覺，隨著經驗累積，各方面的技巧都會提升。另外，如果時間控制得當，也比較不會形成依賴關係，所以請試著在分析時留意時間。

Question 15

有時在療程結束後，對方開始傾訴自己的煩惱。遇到這樣的情形，怎麼應對比較得體？

Ⓐ 在「香氣的心理分析」療程中，我們不會去問當事人的煩惱與想解決的問題。如果對方想談自己的煩惱，不妨建議「您還可以選擇其他諮詢方式喔」，如果先準備好諮詢項目，並且預先提醒，感覺可能會更自然。

〈第三章總整理〉

「香氣的心理分析」實踐重點

Point 1

進行「香氣的自我心理分析」

請試著為自己進行「香氣的心理分析」。親身體驗療程的感覺、精油傳達的訊息等細節。

Point 2

想像著當事人的香氣印象

芳療師在提問的同時，想像著與當事人相同的香氣印象。想像是否一致，將會大幅影響到後續的發展、分析。

Point 3

療程的主角是當事人

從選擇精油、透過語言形容對香氣的印象、使用精油、到選擇未來，都是由客人自己決定。這樣能讓對方確實感受到，自己的世界是由自身決定。

第四章

為了經營更有吸引力的沙龍，你想為「誰」提供療程？

如何讓沙龍變得更有人氣？

各位已經實際試著進行「香氣的心理分析」了嗎？

正因為學習過芳療的知識，所以能製作屬於自己的「精油檔案」，傳達訊息、為客人分析，成為精油翻譯師。「到目前為止學到關於精油的各種知識，幾乎都派上用場了」，對自己充滿自信。如果你喜歡芳療，會不會想讓更多人體驗「香氣的心理分析」呢？

如果能在沙龍、芳療學苑、活動等場合進行「香氣的心理分析」，你一定會很開心。而且不只是高興而已，分析的案例越多，你對於精油的知識也會更深入，在芳療領域將更為活躍。

在這一章，我將傳授自己集客的祕訣，教大家如何在沙龍裡活用「香氣的心理分析」，並且讓沙龍變得更有人氣。

在療程中，與對方「保持同樣觀點」的態度很重要

只要準備好精油、完成精油檔案，每個人都可以立刻開始進行「香氣的心理分析」。所謂「療程」，也可以編排成選單的形式。

譬如面對面的療程約一小時六千日圓到一萬日圓，據說這是許多芳療師的行情。另外，如果當事人自己有準備精油，也可以在線上提供諮詢。這種情形通常價格會稍微低一點。

另外「香氣的心理分析」有「不為當事人的煩惱提供解答也沒關係」的特徵，所以也可以進行團體的療程，同時面對五～六位客人，依序進行「香氣的心理分析」。這種療程大約要二～三小時，通常價格約每人三千到五千日圓。我每個月會舉辦一次團體療程，每次一開放報名很快就額滿，對象來自日本各地與海外，其中有許多人會再次參加，尤其如果遇到人生重要的時刻，或是面臨轉變等關鍵時期，最需要心理分析。

如果進行心理分析的沙龍有提供其他療程，建議配合客人在療程中選擇的精油，調配後施行芳療。自己選擇的精油自然別具意義，如果使用富有支持、鼓舞效果的精油，這一天的芳療必定能為客人帶來力量。

在芳療完成後，請試著詢問對方是否感受到「精油」的力量？對香氣有什麼印象？客人一定會告訴你各種各樣具體的感受。

由於芳療令人心情愉快，芳療師本身也會受到鼓舞。除此之外，要試著與其他沙龍做出區隔，讓客人覺得這個空間對自己很特別。

正如前面所提到的，我曾舉辦過大約六人的團體諮詢。在團體諮詢時，可以同時準備每位成員喜愛的精油，輪流進行「香氣的心理分析」。

這時成員中可能有人第一次形容對香氣的印象，還無法立刻投入想像世界。因此芳療師應該要充分理解當事人的想法，細心地提問，儘量進入對方的內心世界。此時相當重要的一點是讓全體成員覺得「可以盡情想像香氣的世界」。

如果忽然詢問「你覺得這種香氣感覺像什麼顏色？」，對方可能會很驚訝「欸？」，所以改問「如果以顏色舉例，這種精油給你什麼樣的感覺？是寒色系，還是暖色系？」可以藉由二選一讓問題更容易回答。如果對方說「好像是暖色吧？」，繼續問「感覺比較像橘色還是紅色？」就能問到顏色。接下來問「那性別呢？感覺偏向男性，還是女性？」如果對方回答「偏女性化」，就接著問「那大概是幾歲呢？」

保持流暢的節奏。只要親切地引導第一位客人，其他人就知道大致的流程，只要問「這種香氣感覺像什麼顏色？」」，對方就曉得要怎麼回答。

隨著團體諮詢的進行，每位成員都會明白「對於精油的印象，完全會因人而異」、「就算自己的感覺跟別人不同也沒關係。」而且團體諮詢的趣味在於會跟其他成員的感情變好，譬如交換聯絡方式等，具有更多樣化的可能性。除了「香氣的心理分析」療程以外，還會留下愉快的記憶，令人還想重複這樣的體驗。

我在完成心理分析後，會用這幾位客人選的精油做成香水或混合油，請大家帶回去使用。希望藉由每天使用的機會，讓人再度想起自己所說的話，這種「自我提示」的效應值得期待。藉此可以延續「香氣的心理分析」的效果，留下美好的記憶與印象。

以下就為大家分享我在沙龍或參加活動，為個人或團體展開心理分析的心得。

我在芳療沙龍也教諮詢技巧，其實不管在心理諮詢或芳療要「接觸對方的心」時，我們不是站在面對客人的角度，而是盡可能與對方「望著同樣的方向」。當我們面對客人時，可能頂多站在與客人相同的立場；但是當我們「望著同樣的方向」時，

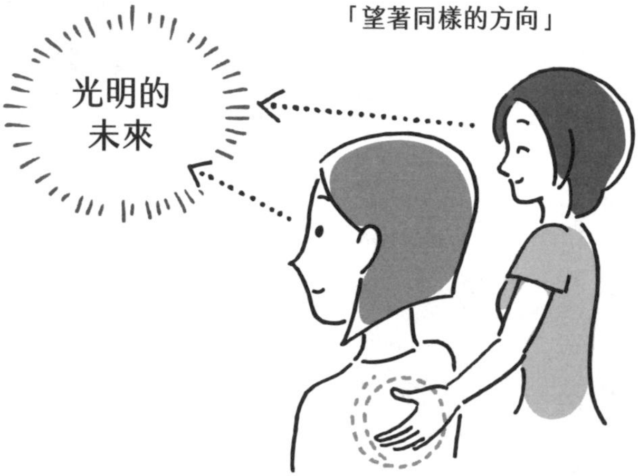

雙方既看著同樣的景色，又能保持各自的人格與觀點。我們保有自己的人格（立場）的同時，仍記得冷靜仔細地理解客人的心聲，而且正如前面已提過多次，請大家記住，「香氣的心理分析」是種能讓人看到「光明的未來」的療程。

在一對一的療程中，話題通常會比較深入，容易產生想要幫助客人解決煩惱或問題的念頭。甚至出於「我應該要說些有用的話」的壓力，提出一些超越自己職責的建議。像這樣的經驗，每位芳療師應該都親身經歷過吧。

不過，不論是實際上解決問題，或是下定決心要解決，還是要靠當事人自己。我們無法改變他人，所以即使芳療師沒有刻意指引解決之道也沒問題。請注意絕對不要提出「你應該～」或是「你絕對不可以～」這類建議。

精油不會否定我們的行動或思考。不管面臨的是崎嶇的道路，或是做出看來不正確的選擇，精油都不會否定或背棄選擇它的人。芳療師自己應該比其他人更相信「精油會給予肯定」。

請尊重當事人的意思，成為一個容易親近的芳療師。

能為芳療師帶來魅力、增進能力的方法

我想各位都已經明白，「香氣的心理分析」在沙龍或是團體諮詢可以獲得有效運用。不過其實最大的效益，是將芳療師的魅力發揮到極致。

在完成「精油的檔案」時，我們會運用到過去所學過的芳療、精油的知識。藉由反覆這段過程（請在「精油檔案」中補充資料，隨時更新），不僅可以理解精油的各

種面向與多樣性，也會更有真實感。於是我們更能掌握精油的相關知識與理解，也會對精油更有專業的自信。

另外在療程中，藉由詢問當事人、獲得解答，自然而然地就能「聆聽對方的想法」，也能減輕客人對諮詢的戒心。就在反覆提問、聆聽客人的回答之際，我想我們也將更瞭解對方的話。如果是不擅長與人對話的芳療師，正適合從事「香氣的心理分析」。

許多進行「香氣的心理分析」的芳療師後來都覺得「更有自信、更能肯定自己」。並不是因為增添了什麼新的能力，而是只要運用既有的精油與芳療知識就好。而且沒有什麼比「香氣的心理分析」更能增進自己作為芳療師的能力。

以下的文章節錄自我的部落格，發表日期是二〇一四年五月八日。

在三月時我為自己調配精油香水，心想「這個點子一定會大受歡迎！」，但是現在還言之過早。雖然當時覺得是很美妙的香氣，但是現在卻覺得太甜而且感覺有點廉價。我對著香水喃喃自語說「恐怕已經不需要你了」。當時懷疑「這樣繼續下去真的好嗎？」現在我已經不再感到不安，對於他人的評價與批評也變得不太在意。精油的力量真的很神奇呢。

在製作這種香水時，我透過「香氣的自我心理分析」察覺到自己對於「發表個人意見及即將帶來的影響感到徬徨」，所以我將這種香水取名為「成為人氣芳療師！」。我想，這樣安心多了。而且每當我覺得不安時，就會噴一下這種香水，心想「好！我要成為人氣芳療師！」以這樣的心情展開工作。託精油香水的福，當時感受到的不安如今已煙消雲散，我已經不會在意這些問題。這麼說來……我不禁覺得這種香水的氣味真的很好。自己已獲得重生。如果我感到慌亂、不知該如何是好，就會想起還有精油可以依靠。光是這麼想，就覺得心安。

閱讀過去的文章，我明白自己獲益於「香氣的心理分析」療程，並且從中找到自信。現在我已經忘了過去的煩惱與痛苦，不過當時一定覺得不好過吧。所以我現在雖然能笑著回顧過往，卻也心想：自己以前真的很努力呢。

「香氣的心理分析」會反應當下的內心狀態與真正的想法。像是：其實正感到不安、勉強、悲傷、痛苦，其實很想接受挑戰……等。而能夠真正認可自身的，也只有「自己」。與其假裝忽略真正的想法，勉強自己扮演其他角色，恢復「原來的自己」

會活得更輕鬆。而保持自然更容易散發魅力，吸引他人聚集在身邊。

進行「香氣的心理分析」，也就是瞭解自己、回歸自我的過程。

你想為「誰」提供療程？

接下來的主題將稍微改變。「好不容易學會『芳療的心理分析』，如果只運用在自己身上真的有點可惜。我想為他人提供療程！」若是有這樣的想法，該如何找到服務的對象呢？

以下我想教大家如何「招攬客人」。

我在二〇〇六年成立芳療沙龍，並主持芳療學苑。在二〇一四年法人化之後，沙龍與學苑得以存續超過十年。

在沙龍剛創立不久幾乎沒什麼人上門，處於乏人問津的狀態。我只能每天寫部落格，希望藉此讓人發現這家小小的沙龍，蒞臨現場。至今我仍幾乎每天更新部落格。

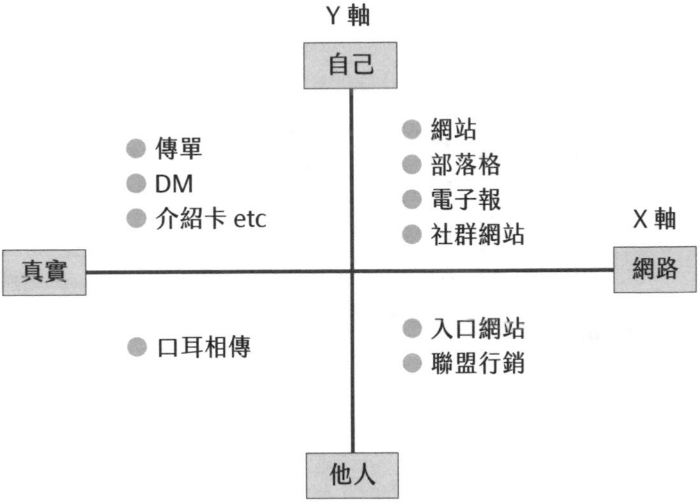

從二〇一二年起開始寄送的電子報，目前已有超過四千名訂閱者，我幾乎是百分之百依賴部落格與電子報招攬客人。

現在提到招攬客人，似乎絕大多數都是透過「網路」。所以也可以透過正好相反的「實際接觸」與顧客建立關係。假設以「網路」與「真實世界」為X軸，另外還有一條Y軸，則是以靠自己與依賴他人集客（請參照上圖）。

「網路×自己」的集客行銷，包括自己經營部落格、透過社群網站、電子報、官網等；另一方面「真實×自己」的行銷，則是像明信片、信件形式的DM、傳單等。而「網路×他人」的行銷，則是利用聯盟行銷的介紹系統或入口網站累積的沙龍及學校資訊等；「真實×他人」

則包括建立口碑或透過介紹等。

如果像這樣大致分成四類，就能看出該做的事。我很擅長寫文章，所以會盡可能選擇「網路×自己」的集客行銷方式，不過長期經營下去，我的客人或讀者也會在自己的部落格或臉書等貼文介紹我的芳療，於是延伸到「網路×他人」的領域。

關於集客行銷的方法沒有標準答案，而且每個人各有擅長與不擅長的領域，找出自己最得意的方法也很重要。

由於我擅長「網路×自己」的方式，二〇一三年為了讓芳療師及相關資格認證能夠比以往發揮更多的知識與技術，我成立了專業芳療師的社群。芳療對我而言，是改變人生的魔法。所以我把專業芳療師稱為「魔女」，將這個社群命名為「魔女的芳療研究所」（現為「魔女研究所」）。現在的會員人數共四十位。因為我對於成員的資格認證、採用方法、所屬團體等一概不設限，所以在社團中有各種流派的芳療師。

其實我以前只將「香氣的心理分析」方法教給「魔女研究所」的成員，這是有原因的。

不僅因為成員都是專業芳療師，而且大家會互相聯絡，這樣比較有機會提升「芳療的心理分析」的技巧。換句話說，我們藉此持續更新市面上的精油資訊。所以我們必須經常交換資訊與複習。

即使到了現在，提供「香氣的心理分析」的芳療師仍只限於「魔女研究所」的成員。由於這樣的規定，我們有自信「香氣的心理分析」療程品質不會降低水準。

最早學習「香氣的心理分析」，也是「魔女研究所」成員的芳療師，他們曾經很興奮地告訴我「『香氣的心理分析』在芳療沙龍受到空前的歡迎！」可見評價還不錯。但是另一方面，也有其他成員完全沒有客人光顧。其中的差別究竟在哪裡呢？

遇到這樣的情形，我會提出以下問題，請你也一起思考看看。

「你究竟想為『誰』提供療程呢？」

「你希望為什麼樣的對象提供『香氣的心理分析』？」假設聽到這個問題，許多人會回答「我想盡可能幫助有煩惱的人……」。

這樣的答案很棒。我也希望「香氣的心理分析」盡可能讓更多人分享。但遺憾的是有些芳療師雖然有這樣的想法，也曾經向許多人推薦，還是沒有成功招攬到客人。

就像我常舉的例子，就算在澀谷站前十字路口的正中央大喊：「各位～請你們停下腳步聽我說！」也不會有人理你。可是如果喊的是：「不好意思！那位長頭髮、穿著白色外套、帶著紅色包包的小姐，請妳等一下！」反應會如何呢？對方應該會留步：「你是在叫我嗎？」甚至直接喊名字「佐藤弘美小姐！」又將會如何呢？如果人群中真的有人叫做佐藤弘美，她應該會停下來吧。雖然這個例子稍嫌誇張……

所謂「想幫助什麼樣的對象」，大致上就像這樣。

如果沒有明確對象，只是把禮物憑空拋出去，也不會有人接受。既然是這麼美好的禮物，就應該確實地送到某位重要的人手中。那麼，問題在於「究竟那些重要的人是誰？」就像剛剛舉的例子，越是縮小範圍越容易送達。如果能鎖定在「佐藤弘美小姐」這種程度更好。

或許有些人會懷疑「那要怎麼做到呢？」以下就為大家介紹招攬客人的簡單準備步驟。

「找出適合對象」的步驟

「你想將這份禮物送給『誰』呢？」

那麼，先來思考你想為什麼樣的對象提供療程吧。

請試著回答以下的問題：

- 對方的年齡大約幾歲？甚至可以估算出生年月日。
- 這個人住在哪裡？還可以推測住址在哪裡。
- 可能是什麼血型？
- 家庭成員有哪些人？（例：父母、兩位姐姐）
- 職業與年收入？
- 這個人的興趣是什麼？
- 擁有什麼樣的證照資格？

- 個性如何？
- 這個人有什麼難以忘懷的記憶嗎？
- 對方的心理創傷是什麼？
- 你覺得這個人的座右銘是什麼？

答案如何呢？

假設實在想不出來，可以反過來試著想像「自己絕對不想服務的對象」。我想很多人可能會覺得「哪有可能去想，有什麼不願意幫助的人！」不過只要思考過「想接待與不想接待的客人」，就會明白「想接待的客人＝想致贈寶貴禮物的對象」。

想像可以儘量具體化，任性地思考也沒關係。自己覺得容易相處，就是擅長接待、喜歡的客人類型。甚至以某位具體的對象為例也可以。

像這樣的檔案，行銷術語稱為「客層」。只要找到目標客層，就能思考該傳達什麼樣的訊息給這些人。

向目標客層宣傳沙龍的存在

一旦決定了目標客層，就可以繼續思考該如何傳達沙龍的存在，讓對方覺得有需要接受療程。

你可以在沙龍的網站上介紹「這裡有提供『香氣的心理分析』」，或是標示在沙龍的看板上，而最重要的是要擺在目標客層的動線（行動範圍），讓對方看得到。所以掌握目標客層的興趣與個性也相當重要。

如果目標客層的興趣是「上網」或「搜尋健康資訊」，在網路上刊登相關訊息就有意義；但如果對方的興趣是「慢跑」或「讀書」之類，就算在網路上發布訊息也不會受到注意。請先試著把自己當成目標客層，想像你個人的行動範圍。

譬如：你的興趣是「慢跑」，職業是上班族。平常因為要工作，所以選在夜間或假日慢跑。那麼，到了晚上你會在哪裡跑步呢？公園？還是健身房？如果是女性，可能會選擇健身房吧。若是這樣的話，可以考慮在健身房寄放傳單。如果把範圍放寬，像是運動用品店、慢跑完順便會去的咖啡館也一起列入如何？

不妨像這樣，把自己當作目標客層，想想你都過著什麼樣的生活，在什麼樣的地方可以與你產生交集。

那麼，好不容易讓目標客層察覺到「香氣的心理分析」，我們又要如何讓這些人覺得「我可能需要這樣的療程……我想試試看！」

在前面提到目標客層時，曾建議「依照自己的偏好」假設。譬如這位上班族很喜歡芳療，興趣是每天晚上用精油薰香。覺得聞了精油的香氣後，心情會隨之改變，而且睡得更好；不過卻從來沒想過，透過精油可以更瞭解自己、改變自己的人生。倘若去探索自己真正想做的事、彷彿使命般的人生目標，又會如何呢？

「『香氣的心理分析』不只是改變心情，或許也會改變你的命運。何妨試著透過香氣，探索自己究竟想過什麼樣的人生？」

——這樣的文案或許能打動人心。你或許會懷疑：真的有條件相符的客人嗎？事實上的確存在。

雖然沒有跟想像中完全一樣的人，但是你所想像的目標客層一定存在。

其實那就是「你自己」，不是現在的你，而是更早之前，獨自感到煩惱痛苦、難受的你。

沒錯，希望你能向當時的自己分享「香氣的心理分析」。你可以告訴自己「放心做自己沒問題」。

你可能會感到不安，把範圍縮小到這麼明確，真的好嗎？你或許會擔心，自己只能待在沙龍裡，整天想著「會不會根本沒人來？」——我能體會這樣的心情。

正如有句話說「物以類聚」，如果向自己想找的人傳達訊息，就會吸引跟以往的自己有著相同煩惱的人。相反地，自己覺得「我不想服務的對象」也不會上門，因為對方不屬於你的目標客層。於是你的心也會變得更平穩，在提供療程時保持同理心。

換句話說，藉由「選擇」想幫助的對象，同時也會自然「排除」頻率不合的對象，所以有這樣的必要。想要盡可能為更多人服務的心態很重要，但是以目標客層最優先，會讓宣傳與招攬客人變得更容易。

某位芳療師的客層實例

在前面介紹了如何設定目標客層，但是大家可能會想「實際上的情形又是如何呢？」以下就為各位介紹某位芳療師的實例。

我們姑且稱她為A小姐好了。A小姐是芳療沙龍與學苑的經營者。她招攬客人的途徑主要是部落格，她每天更新部落格。但是不確定該寫什麼才好，所以發表一些「對客人有幫助」的精油知識與芳療小常識，她想「讀者應該會喜歡這樣的內容吧」。可是有一天她忽然意識到：關於精油與芳療，書本的內容會更詳細、資深芳療師比自己更懂。我發表這麼淺顯的資訊到底有什麼用？從此以後，A小姐改為記錄自己接觸芳療的經驗。有一天A小姐彷彿自言自語地寫下：

「當時還真辛苦啊，為什麼我沒有察覺到呢？幸好因為一小瓶精油的幫助，我現在過得很幸福」大致是像這樣的內容。

原本A小姐的部落格訪客數大約是三十人左右，那天忽然增加十倍，有三百人次左右的訪客，而且追蹤人數迅速提升。從此以後，透過部落格招攬的客人大幅增加。A小姐當時還不知道什麼是目標客層，此事件正好為原本自己寫的部落格建立了「目標客層」。

我想各位已經猜到了，A小姐就是我，藤原綾子本人。

透過這段插曲我瞭解目標客層的概念，為預先設定的對象寫部落格、電子報、官網，將自己想傳達的訊息發布給這些人。

不過關於「香氣的心理分析」，印象中口耳相傳的影響力很大。不僅傳達給我未曾接觸過的人們，有客人甚至遠從九州、北海道、海外而來。我想應該是曾經來訪的客人，告訴身邊其他人：自己選擇的香氣會透露訊息、讓你瞭解潛意識、擁有光明的未來。

如果是你，你會跟誰分享「香氣的心理分析」療程與自己的想法？

請務必試著挑戰設定自己的目標客層。

在下一章，我將分享實際接觸過「香氣的心理分析」者後來的體驗與感想。這些人在接受「香氣的心理分析」時感覺因人而異，但是之後每個人都經歷過驚人的變化。

「設定目標客層」

「你想為誰提供服務？」
各位可以邊思索，邊試著設定目標客層。

準備的物品

筆記本、筆

方法

①想像一下你希望什麼樣的客人來沙龍、自己想為什麼樣的人提供療程。
②藉由下列的問題，讓腦海中浮現的對象更具體。
③思索自己目標客層的日常生活範圍，設法為沙龍宣傳。

Let's TRY

問題①這個人的出生年月日（年齡）是？

問題②對方住在什麼樣的地方？（甚至可以推測地址。）

問題③血型是哪一型？

問題④家族成員有哪些人？（譬如：父、母、妹、貓）

問題⑤這個人的職業與年收入範圍？

問題⑥有什麼樣的嗜好？

問題⑦具備哪些資格證照？

問題⑧個性如何？

問題⑨對當事人而言，有什麼難以忘懷的一幕？

問題⑩對方有著什麼樣的心理創傷？

問題⑪這個人的座右銘是什麼？

「精油翻譯師」的由來

我以「精油翻譯師」自居。而我究竟是從什麼時候起，開始冠上這個名號？回想起來，應該是從二〇一一年東日本大震災發生後。

在我從事芳療師的生涯中，東日本大震災這場意外具有重大意義。也成為我成立「魔女的芳療研究所」（現為「魔女研究所」）的開端，這個社群的成員都是芳療師，有日本芳療環境協會認證的資格。

在東日本大震災發生後，餘震仍接連不斷，日常供電與電車班次都處於相當不穩定的狀態。這時我通知先前預約的客人，不必勉強依約來沙龍，先取消也沒關係。對方回答：「正是在這樣的時刻，我更需要療程。就算會被批評不夠謹慎，我還是硬要去接受諮詢。」

這位客人出現時，包包上繫著安全帽，她平常穿的幾乎都是鞋跟有十公分的高跟鞋，這一天卻穿著球鞋。看到對方這麼堅持遵守約定，我滿懷歉意「不好意思，讓您特地前來……」聽到我這麼說，客人訓斥我說「妳在說什麼！正是在這樣的時刻，所以需要心理分析。再這樣下去，我快要窒息了」。

她說的這段話帶給我相當大的衝擊，也讓我下定決心「不能陷入自我設限的心態。不論在何時何地，我都要成為一個面帶笑容迎接客人的芳療師！在其他人陷入困境時，自己更應該提供對方需要的服務」。

當時由於仍受到餘震的波及，許多客人覺得脫衣服接受長時間的芳療會感到不安，所以為了這樣的客人，在東日本大震災發生五天後，我緊急推出「臉部三十分鐘」療程，於是沙龍接到許多預約。許多客人除了高興能夠前來，對於未來也感到不安而哭泣著。此時我讓客人訴說感受，盡情流淚讓心情平靜下來。

「這時我彷彿以精油翻譯師的身分，告訴客人『你今天選的精油具有什麼意義，帶來什麼樣的支持力量』。」

這樣的句子出自我在二〇一一年三月二十六日於部落格發表的文章「靈性與接地」。

【摘錄自部落格內文】

在地震過後，客人所選擇的精油幾乎都是接地（grounding）複方精油，這是件耐人尋味的事。「接地」正如字面，也就是腳踏實地的意思。如果像大地震般將立足之地徹底翻覆、威脅到生活，當然人們會渴望接觸大地。我想這個現象也有這層意思。

而另一方面，我們的本能也告訴自己，在這樣的時刻必須為自身的信念與精神建立一處避風港。精油彷彿在詢問我們：面對著媒體傳播的資訊、權威學者的言論、政府的說詞、口耳相傳的消息……到底什麼才是真的，什麼才是正確的？內心如此不安，你想要如何繼續生存下去？那不是嚴厲的質問，而是溫柔的詢問，而且精油也已經為我們準備好答案。

問題的答案當然因人而異，而我以「精油翻譯師」的身分從中負責傳達訊息，讓大家能夠明白、理解，面帶稍微寬慰些的笑容回家。我很慶幸自己懂精油。如果光靠我自己，恐怕還無法這麼瞭解客人真正的煩惱與對未來的不安……人們所選擇的精油，細心地訴說著一個又一個的故事。這正是芳療的優點之一。

所謂「精油翻譯師」這個名詞，似乎就是在這一天誕生。透過精油讓眼前的客人綻放笑容，就是我的驕傲。

精油對於每一個人象徵著不同意義。就像「I LOVE YOU」對每個人的意義也不同。夏目漱石在當老師時，將「I LOVE YOU」翻譯為「今晚月色真美」，隨著不同的翻譯，傳達的方式也有所差異，感受也各有不同。我想能夠區分各種詮釋的人，正是精油的翻譯師。

進行「香氣的心理分析」的人＝「香氣的心理分析師」，也就是「精油的翻譯師」。

為必要的人傳達必要的訊息，遇到艱難的狀況時，更要成為能夠提供協助的芳療師——如果你想成為這樣的人，瞭解精油象徵的訊息對你一定會有所幫助。

〈第四章總整理〉

為了吸引更多人來沙龍，應該做什麼？

Point 1

想像一下，你希望什麼樣的客人來訪？

你期待什麼樣的客人來沙龍？
請試著想像：你希望與不希望見到哪些客人。

Point 2

設定目標客層

請回答問題，試著設定目標客層。
重點是要儘量想出具體的印象。
剛開始的目標客層，也可以想成是過去的自己。

Point 3

思考目標客層的活動範圍
你的目標客層過著什麼樣的生活？

請想像一下對方都去什麼樣的店、在什麼樣的時段瀏覽電子郵件等等，配合這些條件，試著思考如何為沙龍宣傳。

第五章

透過「香氣的心理分析」改變未來！「我自己經歷的故事」

透過「香氣的心理分析」，改變了芳療師的生涯

各位讀到這裡，覺得如何呢？

只要讀過這本書，任何人都可以實踐「香氣的心理分析」。正如前面所提到的，「香氣的心理分析」沒有既定的方法。對於使用的精油種類數量不設限、精油所傳達的訊息也可以自己決定。選出的精油能製作香水、調配芳療的複方精油等，使用的方法也很自由。

不過，如果想學習比較正統的方法，請好好在療程中運用的「提問」方式。如果你想看看其他人製作的精油檔案，建議可以參加「香氣的心理分析師養成講座」。只要經過養成講座的認證，就可以標榜自己是「有資格認證的香氣的心理分析師」，活躍於各項療程。

以下將為大家介紹三位講師的故事，她們都學習過「香氣的心理分析」，現正從事教育訓練。

這三位由於學習「香氣的心理分析」，使得芳療師生涯出現大幅變化。

接觸自己的本質

第一位
森祿子
小姐

定居北海道．芳療沙龍 ilo 創辦人

AEAJ 日本芳療環境協會認證教室／AEAJ 芳療師培訓人員／AEAJ 芳療師／JAMHA 日本藥用香草協會 香草芳療師／香氣的心理分析師／香氣的心理分析師指導者

因為植物發出的香氣讓我覺得很舒服，讓我受到吸引，我開始學習芳療與運用香草。我深深地感受到，藉由芳療，植物可以撫慰我們的身心，於是在二〇一三年十二月，我成立芳療沙龍。

出於「讓每天的心情都伴隨著幸福」的念頭，我將沙龍取名為「ilo」，就是芬蘭語「幸福」的意思。

我會開始接觸「香氣的心理分析」，與其說是出於自己的意願，更像是因為身為藤原小姐經營的芳療社群「魔女研究所」的成員，不得不試著體驗看看（笑）。當時我認為「絕對不能相信眼睛看不到的東西。我想從科學的觀點瞭解精油」，所以其實我對「香氣的心理分析」的第一印象並不好。不過，後來我有好幾次機會接受療程，不知為何的確反應出自己當時的內心狀態……那是種「雖然不喜歡，但是會在意」的心情。

當我自己想主動好好學習「香氣的心理分析」，則是二〇一二年左右的事。我仍然覺得「雖然不喜歡，但是會在意」，但我終於明白「其實我還想知道更多」。所以我決定正視它，正式地好好開始學習。

開始學習「香氣的心理分析」後，因為從多方面接觸精油，製作「精油的檔案」，我的價值觀也隨著大幅改變。這麼說一點也不誇張，我真的這麼想。我養成從各種角度觀察事物的習慣，不只依循單一的方向，也不會再把自己的價值觀強加在客人身上。而且不只是在沙龍內，其他各種人際關係也一樣。我變得能夠將複雜背景列入考慮，尊重處於這些環境的事物與人。

而且精油累積的歷史與故事相當壯闊，遠超過所謂化學的、或是看不見的事物，令人深受感動。為了進行「香氣的心理分析」，我涉獵了相當龐大的資料，從各種不同的角度觀察一種精油。「我究竟在注意什麼？」、「我能感受到多少背景蘊藏的訊息？」在這樣的過程中，那些經歷漫長歲月依然生生不息的植物，教我如何放開自己的執著與成見。

植物蘊含的化學成分，作用當然不可小看，應該要徹底分析。而且不論是看得見或看不見的構成，都要以同樣的心情接受。其中有些我能夠明白，也有些難以理解的部分，甚至還有不可思議的地方，其中不分「正確／不正確」的答案。在「香氣的心理分析」指導教材裡寫的這段話，我想也代表了一切事物的本質。

另外，自從學了「香氣的心理分析」後，我也瞭解「心」與「魂」的差異。

「心」是會變的，那是經過思考後，感受到的事物。而「魂」不會改變，是原來的自己與本質。我曾聽過一種說法「為了磨練靈魂，我們必須完成某種學習而來到人世」，但是受到各種各樣的思考牽絆，人可能會朝錯誤的方向前進。世界上的資訊量雖然很龐大，但其實只是帶來不必要的慾望。

我自己也會被各種各樣的事物迷惑，但「香氣的心理分析」會讓我停止思考，接觸到屬於「靈」的初心與本質。

有一次，我在同業的芳療沙龍接受「香氣的心理分析」療程。當時我選了「月桃」

精油，特別讓我印象深刻。在沖繩、九州等溫暖地區生長的月桃，生長環境與我所居住的北海道完全相反。

而月桃所象徵的訊息正是「遮蔽資訊」。當時我剛加入「魔女研究所」，第一次與東京的眾多同業交流。這些人的專業知識都有相當高的水準，令我備受衝擊，覺得「我一定要在各方面多下功夫！」。後來經歷過一段時期，自己也相當努力，我開始運用過去並不熟悉的社群網站，參考了同業舉辦的各種活動，心裡感到有些焦慮。這時我接受到「遮蔽資訊」的訊息，彷彿鬆了一口氣。我有我的優點，也有自己的步調；而且我想起來過自己沙龍的客人們。我自問「對我而言最重要的是什麼？我究竟為什麼而學習？」，那就是為了蒞臨沙龍的客人們。儘管如此，我卻跟他人比較，急於想變得跟別人一樣。後來我接受月桃精油的芳療，漸漸地覺得沒那麼緊繃，發現自己從「非改變不可」轉變為「照自己的方式樂在其中就好」。我彷彿漸漸地陷入淺眠，聽見月桃的聲音「沒問題的啦～」。

另外，「乳香」與「橙花」也對我透露了重要的訊息。

我查到「乳香」的訊息是「請向前邁進」。另外，「橙花」的訊息是「幫助你達到心靈的平衡，感到自在」。在選擇這兩種精油時，我的心情是既想朝夢想積極前進，另一方面又感到不安與憂慮。這兩種精油彷彿告訴我「積極進取也無妨，不過要達到心境上的平衡」。而且讓我覺得「就算自己不夠堅強也無妨。會覺得『不安』與『擔心』也沒關係」，能夠肯定軟弱的自己，感到輕鬆。我想自己已經成為「精油翻譯師」。因為學習「香氣的心理分析」，我也培養出指導的能力。另外，藉由讓客人選擇精油，能大致瞭解對方的心意，對於心理諮詢也有幫助。我會混合客人選的精油進行芳療。幾乎所有的客人都會為此感到喜悅。我每天也會為自己進行「香氣的心理分析」，維護自己的心靈，所以能保持平靜的心迎接客人。

隨著懂得照顧客人身、心、靈的芳療沙龍增加，有更多人能面帶笑容，以自己的風格神采奕奕地活著。身為「香氣的心理分析」的指導者，讓這樣的沙龍與芳療師繼續增加，是我的夢想，也是我的使命。

森祿子小姐的精油檔案——橙花

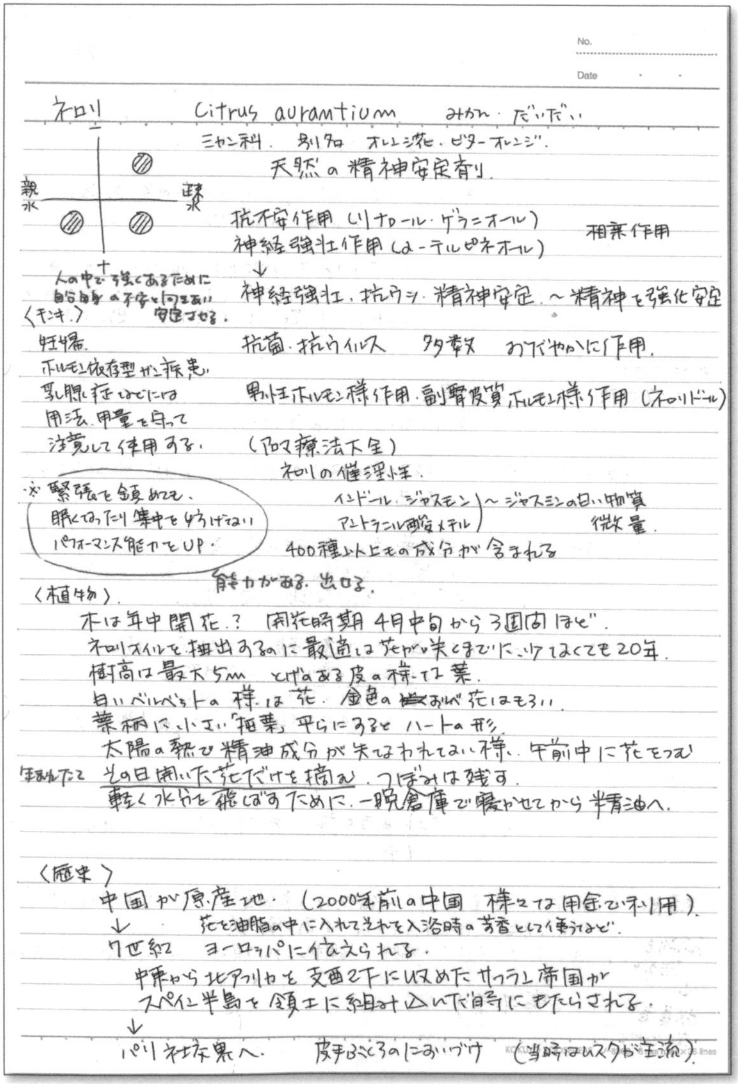
No.
Date

ネロリ　Citrus aurantium　みかん・だいだい
ミカン科．別名　オレンジ花．ビターオレンジ．
天然の精神安定剤．

抗不安作用（リナロール・ゲラニオール）
神経強壮作用（α-テルピネオール）　相乗作用
↓
神経強壮，抗ウツ．精神安定．～精神を強化安定

人の中で強くあるために
自分自身の不安と向きあい
安定させる．

〈キンキ．〉
妊婦．
ホルモン依存型ガン疾患，
乳腺症などには
用法．用量を守って
注意して使用する．

抗菌．抗ウイルス　多数　おだやかに作用．
男性ホルモン様作用．副腎皮質ホルモン様作用（ネロリドール）
（アロマ療法大全）
ネロリの催淫性．
インドール．ジャスモン
アントラニル酸メチル）～ジャスミンの甘い物質
微量．
400種以上もの成分が含まれる

※緊張を鎮めても，
眠くなったり集中を妨げない
パフォーマンス能力をUP．
能力がある．出回る．

〈植物〉．
木は年中開花．？　開花時期4月中旬から3週間ほど．
ネロリオイルを抽出するのに最適な花が咲くまでに，少なくても20年．
樹高は最大5m　とげのある皮の様な葉．
白いベルベットの様な花．金色の おしべ 花はもろい．
葉柄に小さい「翼葉」平らにすると ハートの形．
太陽の熱で精油成分が失なわれてない様．午前中に花をつむ
生まれたて　その日開いた花だけを摘む．つぼみは残す．
軽く水分を飛ばすために．一晩倉庫で寝かせてから精油へ．

〈歴史〉
中国が原産地．（2000年前の中国　様々な用途で利用）．
↓　花を油脂の中に入れてそれを入浴時の芳香として使うなど．
7世紀　ヨーロッパに伝えられる．
中東から北アフリカを支配下に収めたウマイヤ帝国が
スペイン半島を領土に組み込んだ時にもたらされる．
↓
パリ社交界へ．　皮手ぶくろのにおいづけ（当時はムスクが主流）．

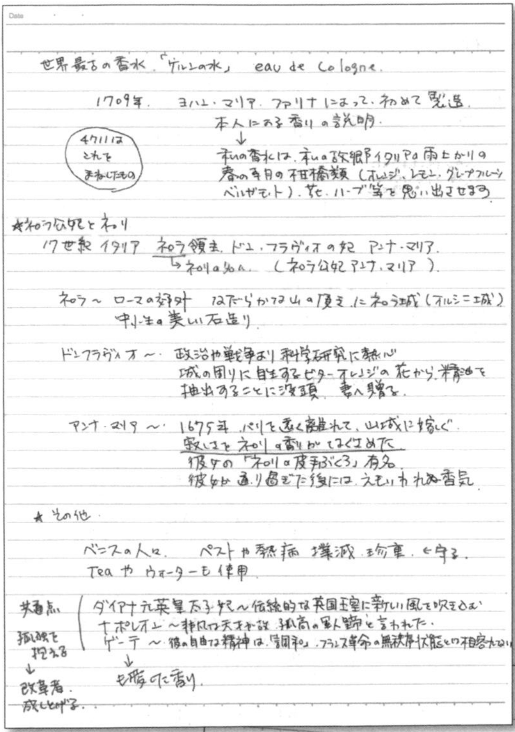

世界最古の香水「ケルンの水」 eau de Cologne.

1709年. ヨハン・マリア・ファリナによって、初めて製造.
本人による香りの説明.
↓
私の香水は、私の故郷イタリアの雨上がりの春の季月の柑橘類（オレンジ、レモン、グレープフルーツ、ベルガモット）、花、ハーブ等を思い出させます。

4711はこれをまねしたもの

★ネロラ公妃とネロリ
17世紀 イタリア ネロラ領主、ドン・フラヴィオの妃 アンナ・マリア.
→ネロリの名の（ネロラ公妃アンナ・マリア）.

ネロラ～ローマの郊外 なだらかな山の頂きにネロラ城（オルシーニ城）
中世の美しい石造り.

ドン・フラヴィオ～ 政治や戦争より科学研究に熱心
城の周りに自生するビターオレンジの花から精油を
抽出することに没頭. 妻へ贈る.

アンナ・マリア～ 1675年 パリを遠く離れて、山城に嫁ぐ.
寂しさをネロリの香りがなぐさめた.
彼女の「ネロリの皮手ぶくろ」有名.
彼女が通り過ぎた後には、えもいわれぬ香気.

★その他

ベニスの人は、ペストや熱病 撲滅. 珍重. ←守る.
Tea や ウォーターも使用

共通点 | ダイアナ元英皇太子妃～伝統的な英国王室に新しい風を吹き込む
ナポレオン～非凡な天才が故、孤高の軍人師と言われた.
ゲーテ～彼の自由な精神は「調和」、フランス革命の無秩序状態とは相容れない
↓
秘めた香り.

孤独を抱える
↓
改革者.
成しとげる.

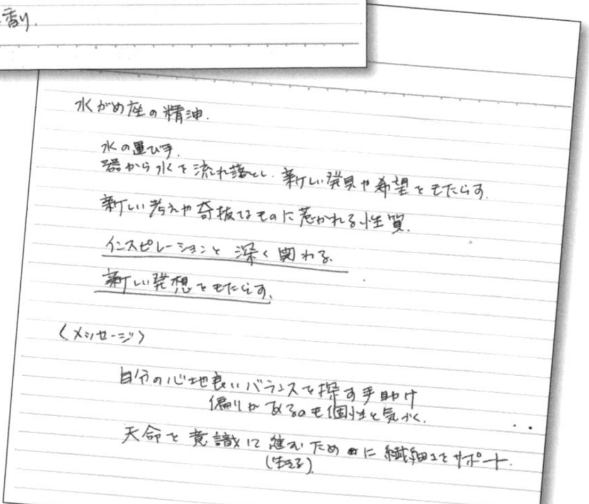

水がめ座の精油.

水の運び手.
器から水を流れ落とし、新しい発見や希望をもたらす.

新しい考えや奇抜なものに惹かれる性質.

インスピレーションと深く関わる.

新しい発想をもたらす.

〈メッセージ〉

自分の心地良いバランスを探す手助け
偏りがあるのも個性と気づく.

天命を意識に生きるために繊細さをサポート.
(生きる)

我終於能夠想清楚：我是我，而你是你

第二位
山野笑子
小姐

居住在千葉縣・芳療沙龍 irodori 創辦人

NARD JAPAN 認證芳療諮商師資格認定校／NARD JAPAN 認證芳療指導者／芳療師／香氣的心理分析師／香氣的心理分析師指導者

接觸到芳療，讓我產生「沒問題，我一定可以做到」的自信。由於精油使我的人生更豐富精彩，所以二〇一三年我在千葉縣松戶市成立了「芳療學苑與沙龍　irodori（多彩多姿）」。

我初次接觸到「香氣的心理分析」是在二〇一四年三月，由於加入「魔女研究所」，在參加第一天的聚會中學習。這麼說來，一開始我似乎是以被動的姿態接受「香氣的心理分析」。

從剛開始學習芳療時，我就想「對精油保持旺盛的好奇心」、「涉獵更多關於精油的知識」；當然這樣的期待就算不懂「香氣的心理分析」也可以做到。不過，因為「想知道更多」，成為我非學不可的動機。於是我明白，為什麼精油會如此打動人心。

由於「希望更瞭解精油」，我持續學習「香氣的心理分析」，隨著關於精油的知識不斷累積，漸漸地各種機會也增加了，這些機會可能是我以前從未聽過，也從來沒注意到的。感受到植物的形態、樣貌有多惹人憐愛，也為植物求生的力量而動容，對人與植物的漫長歷史發揮想像，透過「香氣的心理分析」讓視野更遼闊，看到的景色也更寬廣。

我喜歡拜訪神社與寺廟，在我最喜歡的精油中，也包括了「檀香」。聞到檀香的香氣，彷彿置身在神社等神聖的場所。我發現「檀香」精油的訊息是「建立自己的主軸」。當我感到不安、迷惘時，這種莊嚴的香氣很有幫助。最近除了這個訊息以外，我又發現新的訊息，那就是「保持自己的步調也可以」。我查過樹木的生態，檀香樹屬於半寄生植物，在發芽一年內會先靠自己的力量生長，但是後來會糾纏其他植物的根，吸收養分，慢慢地成長。

我剛開始知道這個事實，心想「好強韌的生命力啊」，後來卻察覺到「不過，誰都無法脫離他人生存……」。雖然檀香樹是神聖的樹，但是「即使是神聖的事物，仍必須與他者產生關聯，而且保持自己的步調也沒問題」，這似乎是我所學習到的真諦。

學習「香氣的心理分析」後，不論在精油領域或是自己的人生，感覺視野都變得更寬闊了。我察覺到自己過去就像在狹窄的世界裡觀看事物。過去我可能會堅持己見，認為「這樣才是對的」，但是花了將近四年的時間製作精油的檔案後，我瞭解到事物有多種面向，從內心深處覺得「我是我，而你是你」。而且隨著看到的景色越來越寬廣，「我想教導的芳療」也逐漸成形，我覺得自己的「芳療哲學」似乎也誕生了。

我的哲學是「認識精油就是認識自己」。精油能順利地引導出當事人的力量，而且我對精油的好奇心、探究心終於能對他人有所幫助。

在我剛設立沙龍時，對於目標客層的想法仍有些模糊，現在我覺得越來越具體。向我學習芳療的學員，以及接受「香氣的心理分析」的客人，似乎多半「對現在的自己並不滿足」。以三十五歲以上到四十幾歲的女性為主，對於年齡增長伴隨而來的變化感到不安，或是職場有所變化，無法再像過去一樣發揮能力，因而感受到壓力。「我本來可以表現得更好，卻無法展現實力」，於是失去自信，在她們的笑容背後，彷彿隱藏著這樣的心情。我自己也抱持過這樣的想法，進入芳療的世界後，漸漸地重拾自信。因為我自己也有類似的經歷，所以我想應該能為客人提供協助。我希望「透過芳療，幫助客人發揮本領，展現發自內心的笑容」。

有位接受療程的客人後來告訴我感想：「『香氣的心理分析』讓我更瞭解自己該做的事與使命，抱持自信繼續向前！」現在這位客人有著活躍的表現，當然那要歸功於當事人的努力，不過一開始的契機是「香氣的心理分析」，這點令我很開心。

今後我想跟精油保持良好的關係，所以我打算繼續製作「精油的檔案」。

山野笑子小姐的精油檔案——檀香

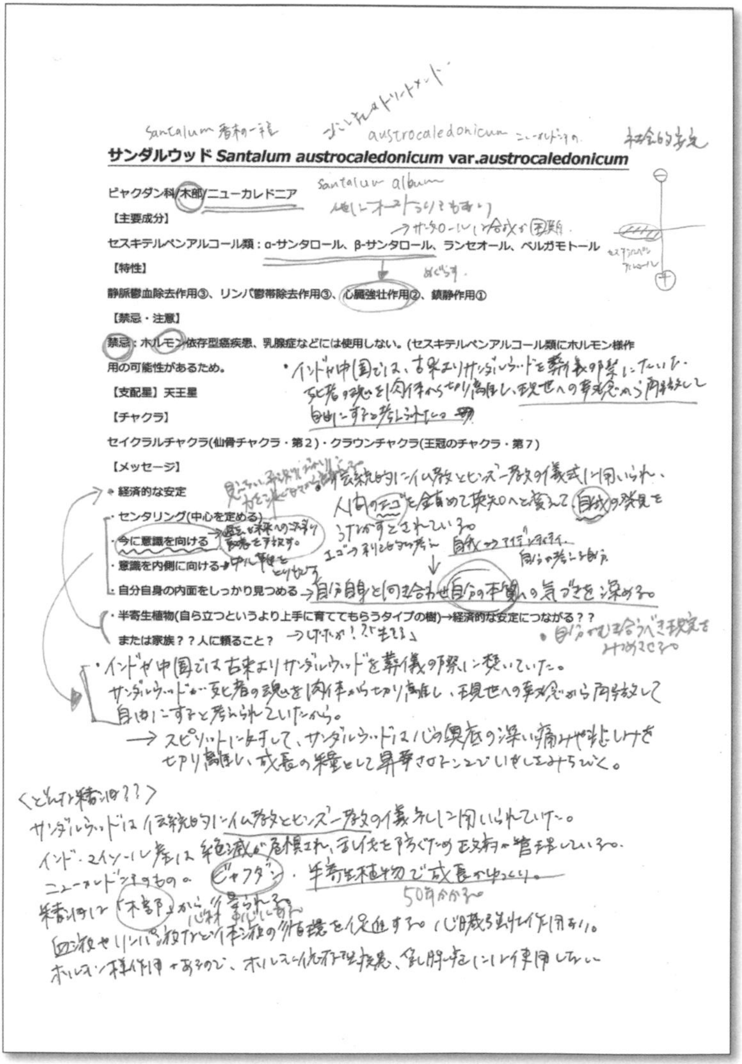

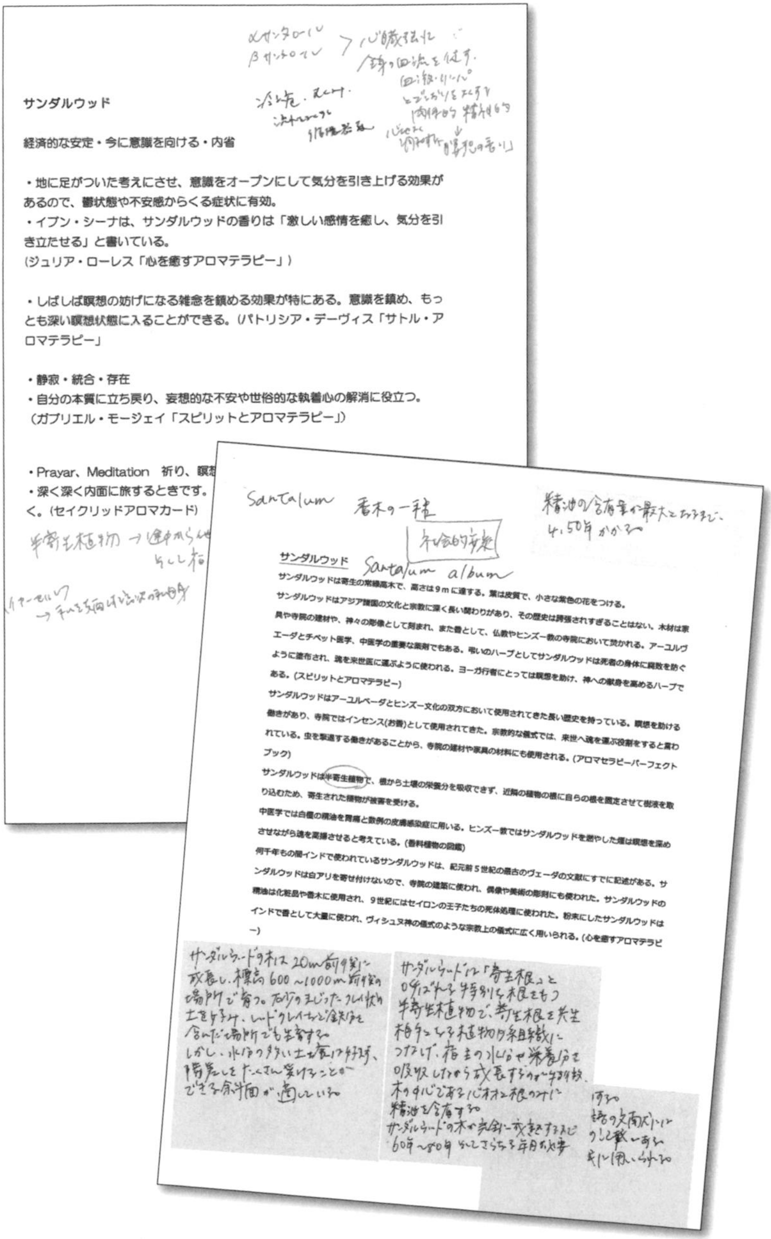

サンダルウッド

経済的な安定・今に意識を向ける・内省

・地に足がついた考えにさせ、意識をオープンにして気分を引き上げる効果があるので、鬱状態や不安感からくる症状に有効。
・イブン・シーナは、サンダルウッドの香りは「激しい感情を癒し、気分を引き立たせる」と書いている。
(ジュリア・ローレス「心を癒すアロマテラピー」)

・しばしば瞑想の妨げになる雑念を鎮める効果が特にある。意識を鎮め、もっとも深い瞑想状態に入ることができる。(パトリシア・デーヴィス「サトル・アロマテラピー」

・静寂・統合・存在
・自分の本質に立ち戻り、妄想的な不安や世俗的な執着心の解消に役立つ。
(ガブリエル・モージェイ「スピリットとアロマテラピー」)

・Prayar、Meditation　祈り、瞑
・深く深く内面に旅するときです。
く。(セイクリッドアロマカード)

Santalum　香木の一種

サンダルウッド　Santalum album

サンダルウッドは寄生の常緑高木で、高さは9mに達する。葉は皮質で、小さな紫色の花をつける。
サンダルウッドはアジア諸国の文化と宗教に深く長い関わりがあり、その歴史は誇張されすぎることはない。木材は家
具や寺院の建材や、神々の彫像として刻まれ、また香として、仏教やヒンズー教の寺院において焚かれる。アーユルヴ
エーダとチベット医学、中医学の重要な薬剤でもある。弔いのハーブとしてサンダルウッドは死者の身体に腐敗を防ぐ
ように塗布され、魂を来世医に運ぶように使われる。ヨーガ行者にとっては瞑想を助け、神への献身を高めるハーブで
ある。(スピリットとアロマテラピー)
サンダルウッドはアーユルベーダとヒンズー文化の双方において使用されてきた長い歴史を持っている。瞑想を助ける
働きがあり、寺院ではインセンス(お香)として使用されてきた。宗教的な儀式では、来世へ魂を運ぶ役割をすると言わ
れている。虫を撃退する働きがあることから、寺院の建材や家具の材料にも使用される。(アロマセラピーパーフェクト
ブック)
サンダルウッドは半寄生植物で、根から土壌の栄養分を吸収できず、近隣の植物の根に自らの根を固定させて樹液を取
り込むため、寄生された植物が被害を受ける。
中医学では白檀の精油を胃痛と数例の皮膚感染症に用いる。ヒンズー教ではサンダルウッドを燃やした煙は瞑想を深め
させながら魂を高揚させると考えている。(香料植物の図鑑)
何千年もの間インドで使われているサンダルウッドは、紀元前5世紀の最古のヴェーダの文献にすでに記述がある。サ
ンダルウッドは白アリを寄せ付けないので、寺院の建築に使われ、偶像や美術の彫刻にも使われた。サンダルウッドの
精油は化粧品や香木に使用され、9世紀にはセイロンの王子たちの死体処理に使われた。粉末にしたサンダルウッドは
インドで香として大量に使われ、ヴィシュヌ神の儀式のような宗教上の儀式に広く用いられる。(心を癒すアロマテラピ
ー)

「我獲得包容與控制場面的力量！」

第三位
高島元子
小姐

株式會社 ChezClara 代表董事
芳療溝通諮商者／香氣的心理分析師指導者／「六十歲起的法國式芳療生活」研究會主辦者／芳療與藥草學校 ChezClara 校長／日本顏面治療協會認證指導員

過去在當上班族時，因為工作過於操勞，導致身體狀況不佳，後來藉由芳療使我恢復健康。由於過去的親身經驗，我在二〇〇七年成立芳療沙龍「ChezClara」，同時我也從事行政相關事務，協助支持癌症病患生活的非營利組織，接觸到許多人的煩惱。我發現人們沒有機會確認「真正的自己該是什麼樣子？」，從而與人談論自己對未來的不安，為了教大家「面對自己」、「只要讓心快樂，對於未來的不安就會消除」，我成立了「六十歲起的法國式芳療生活」研究會，提供令人期待雀躍的芳療課程。

我學習芳療已經有二十年，但是我不擅長精油的化學分析，而且某種程度來說，芳療並未真正打動我。我也不擅長根據藥理作用向客人推薦精油……

剛開始接觸「香氣的心理分析」療程時，我受到相當大的衝擊。透過精油的提示，從自己的內心漸漸浮現出色彩、人物與風景、出乎意料的景象……當時我所選擇的精油由芳療師製作成香水，送給我使用，我覺得香氣「彷彿接納了我所有的一切，令我感受到無與倫比的幸福」。雖然只是一小瓶精油，但是卻讓我覺得受到包容，看來是種新形態的芳療。「我想瞭解精油、與精油為伴，更自由地運用精油！」這就是我學習「香氣的心理分析」的原因。

在學習「香氣的心理分析」的課程講義中，提到要注重「精油的檔案」。像是拉丁文名稱、植物的屬性、產地資訊、萃取部位、萃取的時期、歷史上的故事、神話與傳說、療效、帶來的生理作用與心理作用等，從各種各樣的觀點認識精油。越是查資料、瞭解得越多、經歷越多療程，就會對精油更有感情，連原本不擅長的精油化學知識似乎也變得沒那麼艱澀。

許多客人告訴我接受療程後的感想，像是「往後可以活得更像自己」、「瞭解自己其實很有趣」、「察覺到隱藏的自我」、「認識真正的我」、「想要好好珍惜自己」等，能夠真正重視自己，我本身也感受到這樣的變化。

剛開始學習「香氣的心理分析」時，有一種精油令我印象非常深刻，那就是「沒藥」。我發現它的訊息是「指引迷惘的人」。由於沒藥也運用在製作木乃伊，所以有「下定決心」的意思。雖然我接觸芳療已經超過二十年，卻無法打從心底充滿自信地宣稱「我從事芳療！」我同時也在進行其他工作，對於專注投入芳療感到抗拒。而且藉由兼顧其他事項，我覺得這樣也可以保護自己。「沒藥」精油洞察了我內心的狀態，的確在為迷惘的人指引方向。我瞭解自己內心的狀態，在使用沒藥精油後，我終於能真正地提供芳療服務，幫助我「下定決心」。

另外還有一種精油是「玫瑰」。玫瑰蘊含著「愛自己，珍惜真實的自己」的訊息。幸虧有玫瑰精油，我察覺到自己過於在意「不可以給別人添麻煩」、總是注意對方的感受、留意現場的氣氛、小心不要破壞和諧、配合他人的價值觀而活。現在我會展現自己真正的想法與真實面貌。

透過學習「香氣的心理分析」接觸精油，我變得能夠接納自己，這可說是我最大的改變。即使不完美、有一些缺點，自己仍是獨一無二的，感受到自己完全受到包容，可說是相當大的變化。

而我設定的目標客層如下：

五十三歲，女性經營者，已婚，沒有小孩。由於生病的關係，開始反省自己過去如男性般拚命的工作方式。很喜歡芳療，過去從事相關工作。對於即將邁向六十歲、年紀越來越大感到畏懼，覺得在容貌或工作方面，都會走下坡。我所想像的目標客層女性，認為「只要自己覺得快樂、對未來保持期待，就算年紀增長、迎向六十歲，也沒什麼可怕」。

以前我和同業交流時，曾討論過「香氣的心理分析」最大的優點。我們異口同聲說「可以提升自我肯定感」。而所謂的「自我肯定感」，究竟是指什麼呢？

這種「自我肯定感」正如字面上的意思，就是「對自己給予肯定的評價」。根據國立青少年教育振興機構提的供資料，這個名詞意謂著「在感情上對於自己的存在抱持正面觀感，能夠肯定自己的價值與存在意義」等。所謂的自我肯定感，與自尊心（Self Esteem）、自我存在感、自我效能等幾乎是同義詞。

自我肯定感對於個人的行為動機與幸福感，有著相當大的影響。自我肯定感越強，對於人生各種各樣的遭遇都能積極面對，可能也比較幸福。相反地，自我肯定感低落，不僅缺乏行動的意願，也會產生一些讓自己痛苦的想法，不太能感受到幸福。

過去日本對於兒童的教養方式，感覺似乎是「不誇獎孩子，在態度上不予尊重」。許多人在童年時期經常遭到否定，很少有獲得讚美與誇獎的經驗吧，而且一切都由父母決定，很少有機會自己選擇，家長不太聆聽孩子的想法。

如果覺得「過去很少有機會自己做選擇」，「香氣的心理分析」正是最適合的療法，因為會由當事人自己，從各種香氣中選出喜歡的精油。「自己做選擇」正是「香氣的心理分析」的樂趣所在，而且也只有當事人才可以描述精油。正是藉由自己做選擇，為人生開路。

有很多芳療師都希望「能夠幫助他人」，我自己也曾經如此。不過這樣其實很可能正處於自我肯定感低落的狀態。

我想有很多人在成長時，聽到父母或外界告知「要做個有用的人」。如果不是出於自己的意志，而是為了滿足他人而成為有用的人，恐怕會變成用自我犧牲去換取認可。「我犧牲了自己，而且這麼努力，所以你應該認同我！」若是這樣，不論對方或自己永遠都不會滿足。在接受「香氣的心理分析」療程，與進行「香氣的自我心理分析」時，我領悟到這個重要的事實。

現在我作為「香氣的心理分析師」指導者，進行團體教學。在課程中，有時學員會各說各話展開辯論。以前的我為了維護和諧，會勸解說「好了好了」；現在的我可以保持旁觀，覺得「這樣很好！」因為根據經驗，只要人與人彼此信任，說出自己的意見，反而能建立更深刻的信賴關係。

身為芳療師，我覺得自己開始具備包容與控制場面的力量。今後我希望能進一步認識各種各樣的精油。

高島元子小姐的「精油檔案」——沒藥

〈資訊〉

精油名稱	沒藥
科	橄欖科（後調）
萃取方法及部位	水蒸氣蒸餾 樹脂
產地	印度、索馬利亞、衣索比亞
主要成分	倍半萜烯類＋（倍半萜烯氧化物、莪莖烯、烏藥根烯）
	倍半萜烯類－（欖香烯、大根香葉烯 A）
	倍半萜醇類（α－杜松醇）
治療功效	創傷治療等
	鎮靜作用、抗發炎作用
	內分泌失調、袪瘀血、強壯作用、刺激作用
適用範例	甲狀腺機能亢進或衰退、搔癢、強迫症、幫助女性失戀振作、腹瀉、憂鬱、失落感、神經衰落、過度驚嚇
禁忌事項	無

〈資訊〉

發現於木乃伊（mummy）出土時，故稱之為「沒藥」（myrrh），為了使木乃伊「變硬」而使用，因此也有「下定決心」之意。

精油訊息為「帶給迷路之人方向」。對於明明眼前道路如此清晰、卻還是遲遲無法前進而迷惘的人指引方向。無論在道路上迷失幾次，沒藥都能幫助我們。

作為連結天地的架橋，接通靈性生命能量中樞的頭頂第七脈輪與脊椎尾骨的第一脈輪。因為是接近靈魂的精油，對於淡化悲傷有幫助。

工作過勞的人在睡前冥想時使用沒藥，能夠看到自己內心真正想追求的事物。

〈學名由來〉

沒藥屬名語源 Commiphora，在希臘語中「kommi」表樹脂、樹膠；「phoros」表帶來之意，兩個字合在一起表產生樹脂之意。已使用了超過四千年。myrrh 從拉丁學名「myrrba」延伸而來，古埃及為了保存屍體會取出內臟，填入沒藥，使其乾燥成木乃伊。也有人說沒藥的語源從此而來。阿拉伯語「murr」語源為「苦」之意的沒藥樹脂，位在中東地區與地中海沿岸地區；當時的埃及，使用了與黃金等同貴重的沒藥的木乃伊被認為是非常高貴的。

〈從萃取部位看到的特徵〉

當樹木受到外來侵襲而受傷時，樹脂會進行保護與修補。樹脂會從樹幹受傷處流出。從古代起，樹脂就一直作為香料與醫藥用品使用；沒藥樹是棲息於中東地區、北印度以及北美的帶刺灌木。

〈從作用類推〉

以抗菌作用、治療傷口以及抗黏膜炎作用而頻繁使用。

瘢痕形成創傷治癒作用、修復被樹幹割傷的傷口；性慾減退作用，帶有類似麝香的深沉味道。

抗發炎作用：去除口腔細菌、避免呼吸器感染發炎。
強壯作用：提高全身機能與免疫力。
鎮靜作用：對於神經衰弱、神經障害有改善功能。

由希波克拉底使用沒藥、月桂和肉桂調合而成的香料「Megaleion」，是能同時治療身體與精神的萬用藥方。

根據芳療大師派翠西亞．戴維斯（Patricia Davis）所言，當我們精神面與靈魂面感到窒礙難行，抑或對於在人生中想不斷往前邁進的人來說，使用沒藥會非常有效果。

阿拉伯人會用於子宮的疾病與不孕症。因具刺激作用與強壯作用，對於無月經症具有療效；沒藥具祛除淤塞在子宮的經血，據說對子宮癌也有療效。

為了連結「轉」和「地」，需連結第七脈輪和第一脈輪，方能實現看見靈魂的夢想。

在東方相信沒藥「能治療全身」；在美索不達米亞文明時期，據說有用於治療眼睛、耳、鼻、肛門疾病的紀錄。

〈其他節錄〉

- 在埃及會用於製作木乃伊。在服喪期滿時，埃及人會清洗身體、取出內臟，使用含有沒藥的藥劑清洗頭蓋骨，最後再將切碎的沒藥塞入身體。
- 與乳香一樣具有悠久的歷史背景，在舉行宗教儀式時會一起帶入，但是在製作木乃伊時，只會使用沒藥。
- 在基督誕生之際，作為東方三賢士贈與基督的贈禮。
- 沒藥經過歷史考驗，藥效逐漸受到重視，在二十世紀作為軟膏及膏藥使用。
- 曾出現於《舊約聖經》中。
- 此外，以埃及人使用中最為出名的複合香料「奇斐（Kyphi）」為主，在埃及大多的香膏都會加入沒藥。
- 據說最先使用沒藥的是古代南阿拉。在現今以色列南端艾拉特發現的書信有薰香貿易的記載。
- 沒藥在醫藥學中占有很大的功用，是「拯救人類的救世主」，聯想成如「醫師」般的角色。
- 就如同沒藥樹能在沙漠中生存般，需要有極度的韌性，沒藥油同樣也相當耐用、具韌性。
- 進入眼睛看不見的靈魂的領域，作為讓內心深邃世界產生影響的香料，會使用奇斐激發且凝聚神職人員靈感及五感意識的提升。

〈希臘神話〉

受到阿芙蘿黛蒂（Aphrodite）的詛咒，賽普勒斯國王畢馬龍（Pygmalion）的孫女密耳拉（Myrrha）愛上自己的親生父親辛尼拉斯（Cinyras）導致懷孕。於是罪孽深重的密耳拉祈禱著「對於那些無法進入天堂的東西，在這世上無人知曉的邊境盡頭，無論是天上或地下的萬物皆能持續繁衍、生長」。最後終於從地上長出根來，變成了樹木。因此密耳拉（Myrrha）之樹就被稱作「沒藥」（myrrh）樹。從砍斷樹木部位流出的樹脂為沒藥的原料，紅色的樹脂又被稱為「密耳拉的眼淚」，是禁斷之愛所產生的淚水。

讓「香氣的心理分析」技巧提升的祕訣

以上是因為學習「香氣的心理分析」，人生也跟著產生變化的三位芳療師實例。各位覺得如何呢？

這三位目前仍在持續更新「精油的檔案」。

讓「香氣的心理分析」提升的祕訣，不只是技巧，也在於如何「與精油為友」。不只是認識成分與療效，還要從各種角度觀察，找出精油象徵的訊息，這樣才會明白人際關係也是一樣的，自己或對方都有各種各樣的面向與背景，有著各種各樣的想法。

許多芳療師告訴我「進行『香氣的心理分析』以後，會提升自我肯定」，其實能夠尊重自己、肯定自己的生存方式，自然也會尊重他人的生存方式。

因為會自然而然地覺得「如果我這麼重視自己，對方應該也希望好好珍惜自己吧」。

只是透過瞭解精油，就能充分發揮想像力，這樣的話，「香氣的心理分析」一定會更上一層樓。

感覺・關聯・想像・創造

那麼，在學習「香氣的心理分析」的課程中，該如何介紹這種療法呢？以下就為大家引用教科書的段落。

講義上是這樣寫的：

什麼是「香氣的心理分析」？

由藤原綾子創立，運用精油的心理分析方法。由香氣（Aroma）與分析（Analyze）構成。藉由探討對精油芳香的印象，瞭解客人的無意識，甚至進而分析本能、本質所渴望的精神狀態與環境。

具體來說，就是透過嗅覺刺激想像，並且加以視覺化，透過語言描述，將當事人的無意識明確化，並且從各方面分析精油，譬如藥理作用、生理作用、心理作用等。

「香氣的心理分析師」將當事人的想像與精油產生的作用，轉化為訊息告訴客人。透過這樣的過程，客人會正面地接受自己的可能性，迎向比現在更光明的未來，懷抱著希望生活，這正是療程的目的。而值得注意的是，「香氣的心理分析師」所需要的是精油的基本知識，以及透徹的理解，而不是特殊的能力或是不可思議的靈性之類。另外，憑藉的是客人自身的能力，不會產生特別的力量，不適合用來提升心靈。

哪些人需要「香氣的心理分析」

- 感到迷惘的人
- 想要重拾自我的人
- 覺得目前的生活方式不適合自己
- 感到缺乏自信
- 希望人生有所改變
- 想要改變自己

哪些人不適合「香氣的心理分析」，

- 有依賴心的人
- 覺得都是別人的錯、環境的錯，問題的原因不在自己
- 想要獲得特殊的能力
- 缺乏包容力的人
- 期待獲得神祕體驗的人

「香氣的心理分析師」需要的技能

- 樂於聆聽他人的想法
- 具備精油的基礎知識
- 對精油抱持好奇心
- 不只為自己，對於其他芳療師的成長也同樣感到喜悅
- 對於推廣「香氣的心理分析」樂觀其成

在這裡我想說的是，「香氣的心理分析」並不是為了神祕的體驗而設立，芳療師也不需要特別的能力與才能，只要具備既有的精油知識、能夠關心他人就好。最重要的是不只願意幫助客人，也樂見其他芳療師的成長。

其中的用意是什麼呢？

我的目標是希望推廣芳療。因此不光是為我自己，也希望學員能幫助全國從事芳療的同業。我想其中一個途徑，就是運用「香氣的心理分析」。

因此我並沒有為「香氣的心理分析」註冊商標，只要是想運用的人，就能自由使用。反過來說，我也希望「能夠好好傳達芳療的魅力」。因此，我希望大家除了能自己靈活運用「香氣的心理分析」，也能為全國其他芳療師的成長給予協助。請大家不要忘記，同業並不是從事同樣工作的競爭者，而是最能理解彼此的處境、最可靠的伙伴。

有些人可能想學習最正規的「香氣的心理分析」，為此我想在此介紹養成「香氣的心理分析師」（提供「香氣的心理分析」的芳療師）的認證學校。只有在左頁列出的認證學校能提供課程。「香氣的心理分析師養成課程」共計十二小時，歷時四天。在課程中有多次機會可以試著為自己分析，從中可以瞭解自己嚮往的目標、將會面臨什麼樣的課題。透過課程，一定能讓各位感受到作為芳療師的自信。

「香氣的心理分析師」養成課程認證學校

〈北海道〉

- 森祿子「芳療沙龍 ilo」
  http://ilo.bz

〈關東〉

- 高島元子「芳療暨藥草學校、沙龍 ChezClara」
  http://www.chezclara11.com
- 山野笑子「芳療學校與沙龍 irodori」
  https://irodoriaroma.jimdo.com/
- 齋藤美江「private salon & school nerolelia」
  https://nerolelia.shopinfo.jp

〈中部〉

- 井玲子「芳療沙龍與學校 Aroma Cute」
  http://aromacute.com/free/school

※目前我（藤原綾子）本人並沒有擔任「香氣的心理分析師養成課程」講師，而是透過日本各地的指導者教學。原因是「香氣的心理分析」注重「多樣性」，如果由我親自指導，很容易變成我教的才是「正確方法」。因為希望讓學員儘量體會各種不同的教導與學習方式，我只培訓講師。不過，我在沙龍仍然有提供「香氣的心理分析」療程，有時還會舉辦活動，並舉行團體療程。

以下向大家分享幾位學員的心聲

美容沙龍「GARDEN」田邊加代子小姐

「香氣的心理分析」讓妳感受到什麼樣的變化？

精油傳達的訊息，彷彿在背後推動著我，當我需要勇氣付諸行動時，精油的氣味就像護身符一樣保護著我，好像光是聞著就覺得安心……

隨著持續使用精油，從自己過去總覺得「應該再加把勁努力一下」，漸漸變得能夠放鬆「我一定能作到，所以沒關係」。後來即使不用精油，只要想起精油傳達的訊息，就覺得一定沒問題。

參加課程後的改變

我其實很不擅長「精油知識的學習」。我總是一再地學過又忘了。不去背誦精油象徵的意義，而是自己建構精油的訊息，過程當然有些困難，但也相當愉快。我覺得自己彷彿與精油成為朋友。每位分析師都各有各的解釋，而我覺得「原來也有這樣的說法呀」，樂於接受不同的想法。

「香氣的心理分析」讓妳感受到什麼樣的變化？

Greenthumb H+：綠拇指H+廣瀨惠美小姐

在我眼前浮現的景象中，有好幾扇門排列著。當時我還無法把門打開，但是不可思議的是，過了幾個月以後，我覺得現在的我，可以開啟之前看到的門。在日常生活中，彷彿對香氣的印象仍在持續變動，我想這是最大的變化。

參加課程後的改變

去年剛開始接觸「香氣的心理分析」，我受到很大的衝擊，立刻決定成為分析師。

不論是提供或接受「香氣的心理分析」，感覺都很好，我因為貪心，兩者都想體驗。另外，藉著療程讓我能以芳療師的身分，重新認識原本近在身邊的精油。能夠認識精油更深層的部分，不是只有表面上的印象，這點令我覺得真的很好。

芳療學苑與沙龍 Rózsafa 武藤久美小姐

「香氣的心理分析」讓妳感受到什麼樣的變化？

負面的想法與思考方式減少，變得能夠正向思考。

參加課程後的改變

我後來會從各式各樣的角度思考精油，芳療的領域也變得更寬廣。

提供「香氣的心理分析」的沙龍

在開始學習之前，有些人可能想先實際「體驗看看『香氣的心理分析』」，以下就為大家列出全日本提供「香氣的心理分析」的沙龍。

「香氣的心理分析」有分個人療程與團體療程。如果想正視自己的煩惱與課題時，建議選擇個人療程。在團體療程中，將會發現他人的精油印象跟自己大不相同，於是感到驚訝，或是因為一起體驗療程而產生共鳴。由此可知人們的感受性有多種表現，每個人做自己就好。

關於提供療程的時段，請試著直接洽詢各家芳療師。

隨著香氣的心理分析師不同，過程多少會稍有差異，不過大致上療程的進行方式與本書說明相同。另外，有些芳療師也提供線上療程，住在海外或偏遠地區的人可以參考看看。

日本各地提供「香氣的心理分析」的沙龍與芳療學校

〈北海道〉

- 森祿子「芳療沙龍 ilo」
  http://ilo.bz
- 貞尾美香「艾詩麗特芳療照護沙龍　美花草～ MIKASOU ～」
  https://mikasou-aroma.amebaownd.com

〈關東〉

- 藤原綾子「Vert Mer」
  http://sorcier-aroma.com
- 高島元子「芳療暨藥草學校、沙龍 ChezClara」
  http://www.chezclara11.com
- 佐佐木由紀子「La neiga」
- 山野笑子「芳療學校與沙龍 irodori」
  https://irodoriaroma.jimdo.com/
- 杉本薰「香氣與色彩的工作室　紗泡 sapo」
  http://saposoap423.blog62.fc2.com/
- 渡邊真由美「向陽處的居家沙龍」
  http://ameblo.jp/mayutan327233
- 武藤久美「芳療學苑與沙龍 玫瑰木～ Rózsafa ～」
  http://rozsafa-aroma.com
- 廣瀨惠美「greenthumb H+（綠拇指 H+）」
  http://www.greenthumbhp.com
- 齋藤美江「private salon & school nerolelia」
  https://nerolelia.shopinfo.jp

- 大野亞希「羅莎娜艾瑪」
  http://rosanahema.com
- 澀澤江里子「颱風眼」
  https://ecosan2261.amebaownd.com

〈近畿〉
- 日日的緣份「芳療照護的日日 香氣之家」
  http://hibi-aroma.com

〈中部〉
- 山田啟子「Aromasalon & school 彩心香」
  http://ameblo.jp/saisinka/
- 小野木美佳「l'esprit herbe」
  https://lesprit-herbe.com/
- 松浦真由美「Linoscroll」
  http://ameblo.jp/aromearglie
- 森本妃佐子「Olive Party」
  https://olive-party.jimdo.com/
- 中本直美「natural therapy salon 蘋果樹」
  https://www.ringonoki65.com
- 田邊加代子「有機＊醫療哲學　花園美容沙龍」
  http://garden-morioka.shopinfo.jp
- 井玲子「芳療沙龍與學校 Aroma Cute」
  http://aromacute.com

「自己做決定」的難度

在本章開頭，我曾提到「『香氣的心理分析』沒有絕對的規定，很自由」。對於「香氣的心理分析」的學員，一開始我也會這樣告知。不過，越是沒有規則限制、可以自由發揮，大家都覺得難度越高。

當我們成為大人，接受到各種各樣的訊息與知識，「自己做決定」變得令人畏怯。我們對於自己的決定會想找出合理的依據，如果沒有獲得他人的認可，像是「沒錯」、「這樣是對的」，就會感到憂慮。而且會儘量做出「不會出錯」的選擇。就連選出喜歡的香氣，也會猶豫「這樣對嗎」？

「香氣的心理分析」是從自己選擇精油、做決定開始。完全憑個人的喜好與感情決定，像是「喜歡或討厭」、「中意不中意。」即使想要自己做決定，從眾多案例中，我察覺到許多人無形中依然受到影響，透過外界賦予的價值觀與規範來選擇、做決定。

而且，對於香氣的想像不需要任何根據，可以隨意衍生，在提問的當下，立刻以自己的話回答，有時候會說出意想不到的話。剛開始連當事人都感到困惑，後來漸漸地會沉浸在想像的世界，甚至發現自己為這些話而感到開心。

無意間說出的真心話、真正的想法，無意識、潛意識轉變為話語，自己的內心也開始動搖。到底該如何是好？就此打消念頭，還是勇往直前？完全取決於自己。

「你可以自己決定。」

相對地，自己也要負起責任。不過，為自己喜歡的事物行動，負起責任沒有那麼辛苦，甚至會滿心期待。

如果當事人察覺到自己害怕做決定、不敢自由地選擇，而且「想從這樣的情緒中獲得釋放」，那麼「香氣的心理分析」就成功了。要是進而想到「我的未來要自己決定。我可以選擇光明的未來」，那麼這段療程就達成目的了。

所以為了實現目標，「香氣的心理分析」沒有規則也沒有正確答案。請自由發揮。

請試著體會「自己做決定」這件事的責任與樂趣。

透過香氣的心理分析，讓奇蹟發生！來自全國體驗者的心聲

以下為大家介紹，來自全日本的體驗者感想。

- 我因此真正瞭解自己的潛意識，覺得很開心，受到鼓舞。（須藤利美小姐）
- 不自覺聞到複方精油的香氣，想起精油傳達的訊息，讓我確信「我可以更有自信地採取行動，沒問題的！」我想每天使用精油香水，在生活中盡可能發揮精油的力量。（M．T）
- 從精油的香氣可以推測出性別與職業等條件，透露精油的訊息。這是以往從未體驗過的療程，我瞭解到自己過去的想法。（S．S）
- 精油透露出「找回自己的時間、不要勉強、放輕鬆」等訊息，我聽了以後差點落淚。精油的香氣彷彿在告訴我，別太辛勞，讓我鬆了一口氣。（M．E）

- 我最在意的事就這樣顯露出來……這迫使我做決定，也相當煩惱。分析的結果完全反應出我的心境，我很驚訝。（T．K）
- 得知目前自己最需要的訊息，我覺得很有趣。同時也印證了自己的感覺，讓我有些訝異。（S．J）
- 精油的訊息帶給我勇氣，而且完全符合我的需求，真是充滿奧祕。（M．K）
- 我曾參加過數次療程，雖然只是選出自己喜歡的香氣，但是卻呈現出跟自己最相關的事、跟自己的想法不謀而合，真的很耐人尋味。（A．A）
- 透過精油的香氣，要去想像色彩與性別，自己能回答得出來我也很驚訝。透過親手選的精油，知道自己「保持現在的狀況沒問題」，多少變得比較有自信。我還想再接受療程。（N．R）
- 在試聞精油的香氣時，心情自然放鬆，不需要經過大腦思考，訊息就不斷湧現，令人讚嘆精油的效果。從精油透露的訊息與聯想，讓人明白精油在背後當自己的後盾，讓我更喜歡自己選的精油。

- 不僅是調合後的複方精油，光是選自己喜歡的單一精油，就讓人覺得香氣非常舒服，能夠忠於自己的喜好做選擇，真的很好。（青野由布子小姐）
- 「香氣的心理分析」是藉由提問的方式，擴展自己的想像，真的很有意思。（駒崎澄香小姐）
- 即使每次選的精油都不一樣、或是重複，聯想的印象都不同，能夠獲得自己意料之外的訊息，真的很厲害！
- 「香氣的心理分析」有美妙的香氣溫柔地包容著，同時又在背後支持我們向前，所以令人喜愛。（S．M）
- 香氣真的很深奧。我沒想到能像這樣探索內心深處。在一年之初，感到煥然一新。嗯，我覺得很清爽！（上坂和世小姐）
- 在療程中聽到精油的相關知識，或是各種精油令人聯想到不同顏色，這時，眼前浮現的意象也各不相同，真的很有趣。原來每種精油都有各自象徵的訊息，我也收穫豐富。（I．Y）

・從一種香氣漸漸地聯想到其他畫面，彷彿自己也跟著逐漸受到分解，很有意思。選出的香氣令人感到意外。（M・Y）

・這回是我第三次接受療程。最早的一次說我「接受過多資訊」，後來是「確立自我」，這次出現「前途光明」的訊息。我每隔半年參加一次療程，自己的變化很明顯，讓我很開心。我還會再參加。（矢野祐美子小姐）

・精油蘊含著的訊息、運用香氣、引導出自己內在的想法，這些都很有趣。（上原由美子小姐）

・精油的訊息經常讓人覺得奇準無比，簡直像是來算命。我可以感受到自己內在的力量，覺得很高興。（H・Y）

・即使跟其他人選了一樣的香氣，精油傳達的訊息也不同。有些香氣就算自己覺得很好，別人也不會選。每個人對香氣的聯想都不一樣，這點也很有意思。我想香氣會無意識地發揮作用，很期待香氣在背後鼓舞著自己。（K・N）

・我剛經歷過痛苦的遭遇，「香氣的心理分析」完全說中了，讓我很驚訝。不是因為聽到別人說了什麼，而是跟自己想做的事完全相符，所以覺得「這樣很好」，感到很療癒。我會抱持自信繼續前進，我看到未來充滿光明的希望；這也包括金錢方面！（S．J）

- 半年前我接受分析時，曾說「想在自然的環境下工作」。回想起來，我的願望已經實現了。不過，在實現的過程中也必須面臨決擇，相當不容易。面對考驗時，我會想到「要是無法如願怎麼辦！」，有意識地做出許多選擇。這是我第一次真正體會到，人生是由自己創造出來的。
- 不久之前，我又嘗試體驗療程，這次浮現截然不同的意象，而且我選了跟上次完全不一樣的精油。接下來將會發生什麼呢？……我很期待。（H．A）
- 我不自覺地流下眼淚，明白「原來我一直都在勉強硬撐……不過，我並沒有放棄自己！」湧現生存的希望。我決定今後將不再為他人，要為自己而活。（K．H）

後記

「香氣的心理分析」（Aroma analyze）是種任何人都可能運用的療程，也不限於特定的場所、不需要特別的才能或經歷。當然，為了能夠自信地提供服務，需要反覆地練習與實踐。

在「香氣的心理分析」療程中，「精油的訊息」具有非常重要的意義。這些訊息是從自己製作的「精油檔案」中找出，許多學習「香氣的心理分析」的芳療師都反映，這段「自己建構」的過程「雖然會遇到困難但也很有趣」。

在製作精油檔案時，像是精油的成分、藥理作用、學名、歷史、五行、對應的脈輪、對香氣的印象、客人的感想……都可以列入。參考的書籍內容不僅與精油相關，從希臘神話、古事記、醫學論文、健康新聞、童話或寓言尋找也可以，範圍的延伸很「自由」。

而且「精油的訊息」也是由你自己找出，覺得「應該就像這樣！」，可以自由決定，沒有正確答案。就算內容跟其他芳療師不同也沒關係。

「香氣的心理分析」很「自由」。

不過，自由也必然伴隨著「責任」。

可以自由詮釋精油，也意謂著必須「對精油負責」。

所謂「對精油負責」，亦即瞭解精油會對人體發揮什麼樣的作用，至少要達到某種程度。包括精油對身心的作用、禁忌事項、注意事項等，而且必須能用自己的話解說。譬如「為什麼不能向有子宮肌瘤的客人，推薦含類荷爾蒙的精油？」、「為什麼精油不能飲用？」、「為什麼不能用化學合成的精油，一定要用天然精油？」對於這些問題，不能只說「因為這是規定」，透過自己的話解釋很重要。

我認為精油的運用並不是背誦成分與作用，而是面對需要幫助的對象，進而面對植物與自然。請各位思索看看，自己是否具備這樣的「眼光」與「哲學」。我在芳療學苑的課程或教導「香氣的心理分析」時，經常提到「哲學」這個名詞。所謂哲學有各種各樣的意義，而我的意思是「為了做某件事的中心思想」。說得更簡單易懂些，就是「不會動搖的原則」。

我的哲學是「能否讓人信任」。首先，在選擇精油或是該做某種決定時，我所提供的訊息能否信令人賴？而客人會不會相信我？答案毫無疑問，為了堅定地說「我可以負責」，相信自己非常重要。

而背後的哲學是因為具備精油的基礎知識而成立。如果缺乏精油的基礎知識，再怎麼思索精油的訊息，也無法用自己的話說明「為什麼會這樣」？

請千萬不要荒廢精油的基礎知識。

並且請建立自己在芳療方面的「哲學」。

不過我也想到一件事。

就算各位覺得「我根本沒什麼芳療哲學……」仍希望大家試著製作精油的檔案，實踐「香氣的心理分析」。藉著認真面對精油，一定會有屬於自己的芳療哲學誕生。有一天你將充滿自信的說：「所以我選擇芳療，果然沒錯！」，我自己正是如此。

原本在東京世田谷區一隅，由某位芳療師獨自進行的心理分析方法，現在可以推廣到全日本，讓眾人感到喜悅，光靠我自己絕對做不到。因為全日本有超過三千位民眾體驗過「香氣的心理分析」，所以這個方法可以發展成體系。而且因為許多人願意分享令人欣喜的感想，以及自己後續的變化，所以能推廣到現在的程度，我一直覺得心存感激。

感謝促成「香氣的心理分析」（Aroma analyze）命名的兩位朋友——岩井洋美小姐與小林綠小姐。「香氣的心理分析」竟然發展到現在的規模，這都要歸功於兩位的建議。

以及最早成為「香氣的心理分析師」指導者，現在仍持續在提升「香氣的心理分析」品質的三位指導者：森祿子小姐、山野笑子小姐、高島元子小姐，如果沒有這三位的協助，我想這本書恐怕也不會問世。在本書中，她們也提供稿件使內容更豐富，並且為我的書稿給予建議，提供莫大的幫助，我誠摯地想表達感謝。

以及在參加「香氣的心理分析師」課程後，告訴我「此課程受到空前歡迎！」的井玲子小姐，她的話為我帶來勇氣，使我繼續推廣療程。還有「魔女研究所」的成員，在決定出書時，為我感到欣喜；真的很謝謝大家。

我還想向 BAB JAPAN 出版社的編輯林亞沙美小姐致謝，她總是讓我重新認識

「香氣的心理分析」的魅力，常說「真想儘快向大家介紹這種方法！」除了感激她在各方面的照顧，也由衷感謝她給予出書的機會。

最後，我也想向閱讀這本書的各位說聲「謝謝」。

我想向你獻上感謝之情，希望有朝一日我們或許會相見。

更期待聽到大家說「知道『香氣的心理分析』真好」。

二〇一八年　藤原綾子

〈參考書目〉

《重新認識人與自然「植物也會利用人類」》（伊藤正幸／竹下大學　每日新聞社）

《調香師的「香料植物圖鑑」》（Freddy Ghozland 著　前田久仁子譯／原書房）

《香草學名語源事典》（大槻真一郎、尾崎由紀子／東京堂出版）

《療癒心靈的芳療——香氣的奧祕與心理芳香療法》（Julia Lawless 著　林佐保田譯／FRAGRANCE JOURNAL 社）

《「香氣」為什麼會對腦部產生效果——芳療與先端醫療》（鹽田清二／NHK 出版新書）

《芳療的科學》（鳥居鎮夫／朝倉書店）

《法國芳療大全》（羅傑・賈洛瓦著　高山林太郎譯／FRAGRANCE JOURNAL 社）

《芳香療法的理論與實踐》（羅伯特・提斯蘭德著　高山林太郎譯／FRAGRANCE JOURNAL 社）

《從「藝術」與「科學」深入學習，認識香氣的「精油事典」》（太田奈月著／羅傑・魯茲、小平悅審訂／BAB JAPAN）

《派翠西亞・戴維斯的芳療占星術》（Patricia Davis 審訂／堡文子、森田典子譯／東京堂出版）

《靈與芳療》（Gabriel Mojay 著　前田久仁子譯／FRAGRANCE JOURNAL 社）

《NARD 化學結構精油事典》（NARD JAPAN）

藤原綾子 Ayako Fujiwara

早稻田大學人類科學部・人類健康科學科畢業，專攻行為療法。Sorcier 株式會社代表董事、「Vert Mer」沙龍創辦人、「魔女研究所」所長、香氣的心理分析師。首創引導無意識的獨門方法「香氣的心理分析」，目前全日本已有超過三千位學員。以理科芳療師的觀點，在雜誌上發表專欄。在經營客層與推廣宣傳方面獲得一定的評價，受到全國芳療師的推崇。

☆ Sorcier 株式會社（「Vert Mer」沙龍）

http:// Sorcier-aroma.com

魔女研究所

以所長藤原綾子為首，由芳療師、指導者、熱愛芳療的魔女們組成的社團。「魔女研究所」的「魔女」，是指認真思考如何讓人幸福的一群人。現正召募會員中！

☆魔女研究所　http://vertmer.sakura.ne.jp/witch.html

☆魔女研究所部落格　https://ameblo.jp/majyolabofesta

精油翻譯師

出　　版／楓書坊文化出版社
地　　址／新北市板橋區信義路163巷3號10樓
郵政劃撥／19907596 楓書坊文化出版社
網　　址／www.maplebook.com.tw
電　　話／02-2957-6096
傳　　真／02-2957-6435
作　　者／藤原綾子
翻　　譯／嚴可婷
企劃編輯／陳依萱
校　　對／鄭秋燕
港澳經銷／泛華發行代理有限公司
定　　價／320元
初版日期／2020年8月

國家圖書館出版品預行編目資料

精油翻譯師 / 藤原綾子作；嚴可婷譯.
-- 初版. -- 新北市：楓書坊文化,
2020.08　面；　公分

ISBN 978-986-377-612-3（平裝）

1. 芳香療法　2. 香精油

418.995　　　　109007717